观赏兼药用植物图鉴 260 种

任全进　廖盼华　张　志　于金平　编

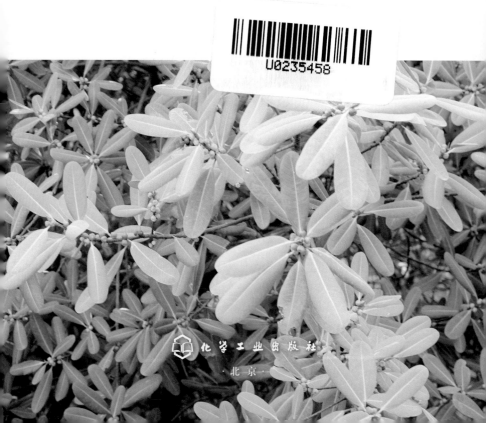

化学工业出版社

·北京·

内容简介

《观赏兼药用植物图鉴260种》收录了260种常见的观赏兼药用植物，编者结合三十多年的科研和工作经验，介绍了每种植物的形态特征、生长习性、药用功效及观赏价值，是一本集观赏兼药用植物于一体的科学性、趣味性、实用性较强的植物类科普读物。读者可从中了解到具有观赏和药用两方面价值的植物知识。

本书可作为普通高等院校和职业院校园林、园艺、中医药、农学、林学、植物学等专业师生的教材或教学实习参考书，也可作为园艺爱好者的参考用书。

图书在版编目（CIP）数据

观赏兼药用植物图鉴260种 / 任全进等编．—北京：
化学工业出版社，2023.12
ISBN 978-7-122-44250-5

Ⅰ.①观… Ⅱ.①任… Ⅲ.①药用植物 - 中国 - 图集
Ⅳ.① R282.71-64

中国国家版本馆 CIP 数据核字（2023）第 185951 号

责任编辑：尤彩霞　　　　　　　　装帧设计：关　飞
责任校对：王鹏飞

出版发行　化学工业出版社
　　　　　（北京市东城区青年湖南街 13 号　邮政编码 100011）
印　　装：北京缤索印刷有限公司
889mm×1194mm　1/32　印张 8$\frac{1}{2}$　字数 282 千字
2024 年 2 月北京第 1 版第 1 次印刷

购书咨询：010-64518888　　　　售后服务：010-64518899
网　　址：http://www.cip.com.cn
凡购买本书，如有缺损质量问题，本社销售中心负责调换。

定　　价：88.00 元　　　　　　　　　版权所有　违者必究

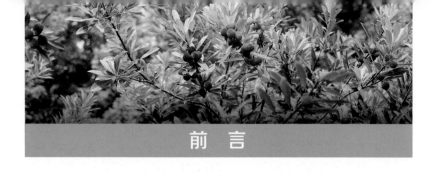

前　言

　　在我国，药用植物资源包罗万象，大约有12000种药用植物遍布全国各地，大部分花、叶、果实俱佳，不仅药用价值高，而且观赏价值也极高，给人们的生活增添了情趣，带来了美的享受，因此应用药用植物已经成为园林发展的趋势。观赏兼药用植物资源形态多样，有乔木、灌木、藤本、草本等几种类型，分布于不同的生境中，广泛应用于行道树、庭荫树、园景树、防护树、垂直绿化、绿篱、花坛、花境、室内盆栽等，在全国各地应用都非常普遍。本书收录了260种常见的观赏兼药用植物，介绍了每种植物的形态特征、生长习性、药用功效及观赏价值，是一本集观赏兼药用植物于一体的科学性、趣味性、实用性较强的植物科普读物。适合农业、林业、园林、园艺及中医、中药学专业的学生阅读，相关行业从业者及爱好者也可从中了解到自己需要的知识。

　　《观赏兼药用植物图鉴260种》在编写过程中得到了江苏佳品生态环境有限公司张志高级工程师及南京园林学会、江苏省风景园林协会的支持，在此表示感谢。

任全进

2023年6月于江苏省中国科学院植物研究所（南京中山植物园）

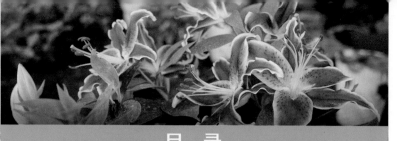

目　录

乔木

1. 八角枫

Alangium chinense (Lour.) Harms

科属：山茱萸科八角枫属

形态特征：落叶乔木或灌木。叶纸质，近圆形或椭圆形、卵形。聚伞花序腋生，花瓣初为白色，后变黄色。核果幼时绿色，成熟后黑色。花期5～7月份和9～10月份，果期7～11月份。

生长习性：喜温暖，具一定耐寒性。

药用功效：根入药，祛风除湿、舒筋活络、散瘀止痛。

观赏价值：叶较大且形状独特，枝条呈之字形如游龙一般，花瓣反卷奇异可赏，秋时霜叶橙黄悦目，在绿色丛林的背景下效果更佳；花多且芳香，是很好的观叶、观花植物。花和叶观赏性强，常孤植、丛植，可作为庭院树，也可作为水源涵养林和交通干道两边的防护林树种。

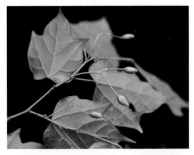

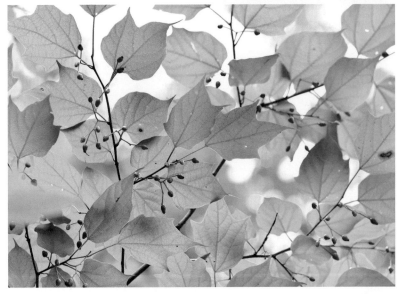

2. 白杜（丝棉木）

Euonymus maackii Rupr.

科属：卫矛科卫矛属

形态特征：落叶小乔木。叶卵状椭圆形、卵圆形或窄椭圆形，边缘具细锯齿。聚伞花序 3 至多花，花淡白绿色或黄绿色。蒴果倒圆心形，成熟后果皮粉红色。花期 5～6 月份，果期 9 月份。

生长习性：喜光，稍耐阴，耐寒，对土壤要求不严。

药用功效：根及树皮、叶入药。根及树皮：祛风除湿，活血通络，解毒止血。叶：清热解毒。

观赏价值：枝叶娟秀细致，姿态幽丽，秋季叶色变红，果实挂满枝梢，开裂后露出橘红色假种皮，甚为美观，是园林绿地的优美观赏树种，可配植于屋旁、墙垣、庭石旁及水池边，亦可作绿荫树栽植。

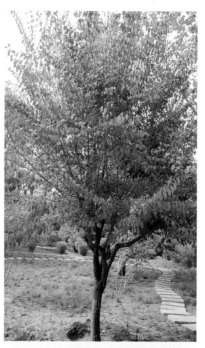

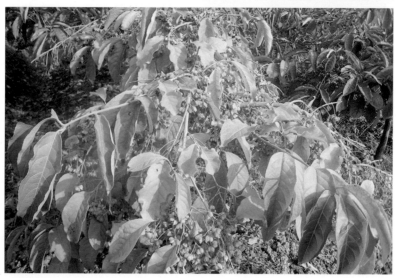

3. 白桦

Betula platyphylla Suk.

科属：桦木科桦木属

形态特征：落叶乔木。叶厚纸质，三角状卵形、三角状菱形或三角形，少有菱状卵形和宽卵形。果序单生，圆柱形或矩圆状圆柱形，通常下垂。小坚果狭矩圆形、矩圆形或卵形，背面疏被短柔毛。

生长习性：喜光，不耐阴，耐严寒。

药用功效：树皮入药，清热利湿、祛痰止咳、解毒。

观赏价值：枝叶扶疏，姿态优美，尤其是树干修直，洁白雅致，十分引人注目。孤植、丛植于庭园、公园之草坪、池畔、湖滨，或列植于道旁均颇美观。若在山地或丘陵坡地成片栽植，可组成美丽的风景林。

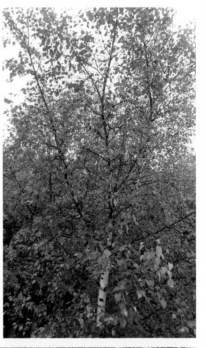

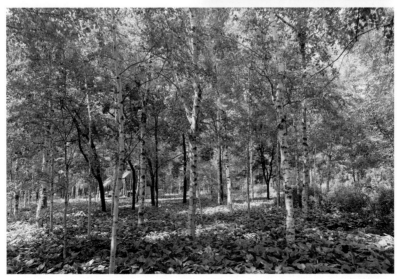

4. 北枳椇

Hovenia dulcis Thunb.

科属： 鼠李科枳椇属

形态特征： 高大落叶乔木，稀灌木。叶纸质或厚膜质，卵圆形、宽矩圆形或椭圆状卵形。花黄绿色，排成不对称的顶生、稀兼腋生的聚伞圆锥花序。浆果状核果近球形，成熟时黑色。花期 5～7 月份，果期 8～10 月份。

生长习性： 喜光，耐寒，喜温暖湿润气候。

药用功效： 果实、种子或根入药，解酒毒、止渴除烦、止呕、利大小便、疏经络。

观赏价值： 树形优美，叶大荫浓，枝条弯曲，皮色鲜艳，果实别具一格，是良好的庭园观赏绿化树木，也可作盆景观赏。

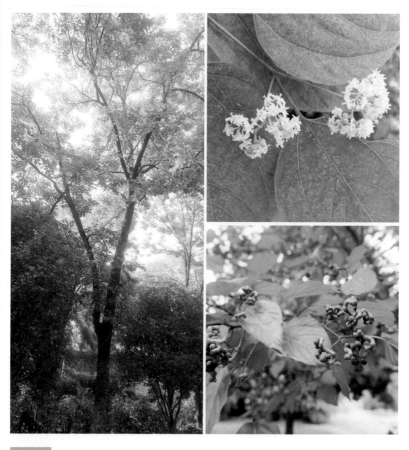

5. 侧柏

Platycladus orientalis (L.) Franco

科属： 柏科侧柏属

形态特征： 常绿乔木。小枝直展，扁平，排成一平面，叶鳞形。雌雄同株。球果近卵圆形，成熟前近肉质，蓝绿色，被白粉，成熟后木质，开裂，红褐色。花期3～4月份，球果10月份成熟。

生长习性： 喜光，幼时稍耐阴，适应性强。

药用功效： 枝梢和叶子入药，化痰止咳、生发乌发、凉血止血。

观赏价值： 树姿美，常于庭院中散栽、群植，或于建筑物四周种植，又因耐修剪，也可作为绿篱栽培，也是理想的盆景制作材料。

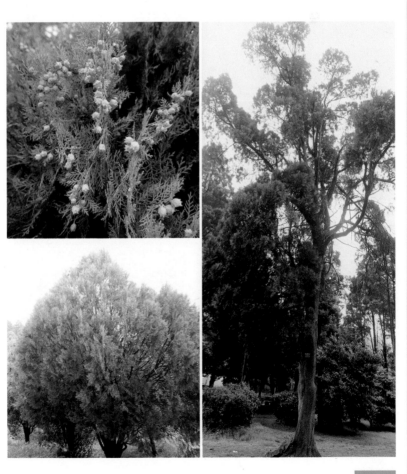

6. 柽柳

Tamarix chinensis Lour.

科属：柽柳科柽柳属

形态特征：落叶乔木或灌木。叶鲜绿色，从上年生木质化生长枝上生出的绿色营养枝上的叶长圆状披针形或长卵形。每年开花两三次。春季开花：总状花序侧生在去年生木质化的小枝上，花瓣粉红色。夏、秋季开花：总状花序，较春生者细，生于当年生幼枝顶端，组成顶生大圆锥花序，疏松而通常下弯。花期4～9月份。蒴果圆锥形。

生长习性：喜光，略耐阴，耐干旱，对土壤适应性强。

药用功效：细嫩枝叶入药，疏风、解表、利尿、解毒。

观赏价值：枝细叶小，枝条下垂，婀娜多姿，状如垂柳；躯干如铁，苍老奇特，有松柏之质；花期较长，开花如红蓼；在庭院中可作绿篱用，适于水滨、池畔、桥头、河岸、堤防种植，也是制作盆景的好树种。

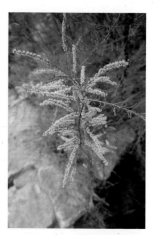

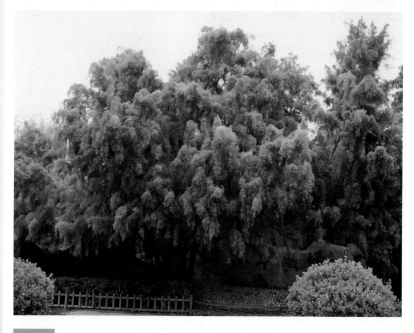

7. 臭椿

Ailanthus altissima (Mill.) Swingle

科属：苦木科臭椿属

形态特征：落叶乔木。叶为奇数羽状复叶，有小叶。圆锥花序，花淡绿色。翅果长椭圆形，种子位于翅的中间。花期4～5月份，果期8～10月份。

生长习性：喜光，不耐阴，适应性强。

药用功效：树皮、根皮、果实均可入药，清热利湿、收敛止痢。

观赏价值：树干挺直，枝叶繁茂，嫩叶紫红，秋果红艳，颇为美观。对城市环境及空气污染适应性强，适合工矿区园林绿化，可作行道树、庭荫树。

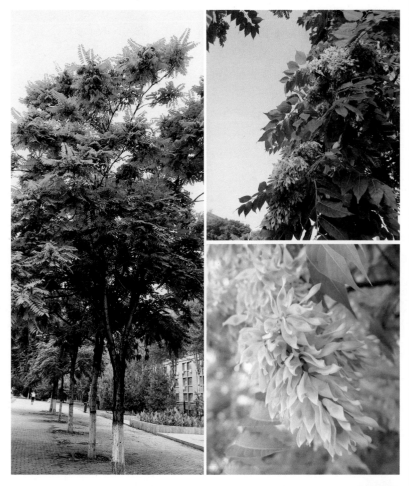

8. 垂柳

Salix babylonica L.

科属： 杨柳科柳属

形态特征： 落叶乔木，树冠开展而疏散。叶狭披针形或线状披针形，托叶仅生在萌发枝上。花序先叶开放，或与叶同时开放。蒴果带绿黄褐色。花期3～4月份，果期4～5月份。

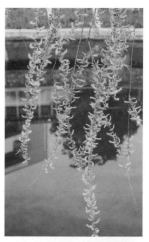

生长习性： 耐寒，耐涝，耐旱，喜温暖至高温，对环境的适应性很强。

药用功效： 枝、叶、树皮、根皮、须根等入药，祛痰明目、清热解毒、利尿防风。

观赏价值： 树形优美，放叶、开花早，早春满树嫩绿，具有很高的观赏价值，是美化庭院的理想树种。

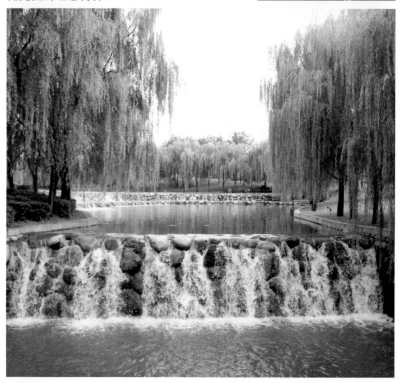

9. 冬青

Ilex chinensis Sims

科属： 冬青科冬青属

形态特征： 常绿乔木。叶片薄革质至革质，椭圆形或披针形，稀卵形。雄花：花序具 3～4 回分枝，花淡紫色或紫红色。雌花：花序具 1～2 回分枝。果长球形，成熟时红色。花期 4～6 月份，果期 7～12 月份。

生长习性： 喜温暖气候，有一定耐寒力。

药用功效： 树皮、种子和叶入药。树皮、种子：祛风湿、补肝肾、强筋骨、安胎。叶：清热利湿、消肿镇痛。

观赏价值： 树形优美，枝繁叶茂，四季常青，入秋红果累累，经冬不落，十分美观，宜作园景树及绿篱植物栽培，也可盆栽或制作盆景观赏，是优良的观赏树种。

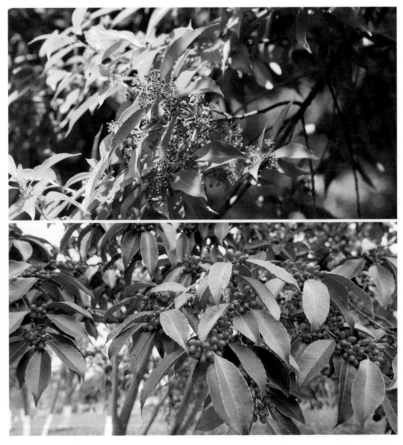

10. 杜梨

Pyrus betulifolia Bunge

科属：蔷薇科梨属

形态特征：落叶乔木。叶片菱状卵形至长圆卵形，幼叶上下两面均密被灰白色绒毛，成长后脱落。伞形总状花序，花瓣白色。果实近球形，褐色，有淡色斑点。花期4月份，果期8～9月份。

生长习性：喜光，抗干旱，耐寒凉，适生性强。

药用功效：叶、枝、根、果实入药。根、叶：润肺止咳、清热解毒。果实：健胃、止痢。

观赏价值：春赏花，夏观叶，秋食果，可用于街道庭院及公园的绿化树。冬季落叶后，灰黑龟裂粗犷的树干更显出嶙峋古朴自然，也可制成盆景，韵味十足。

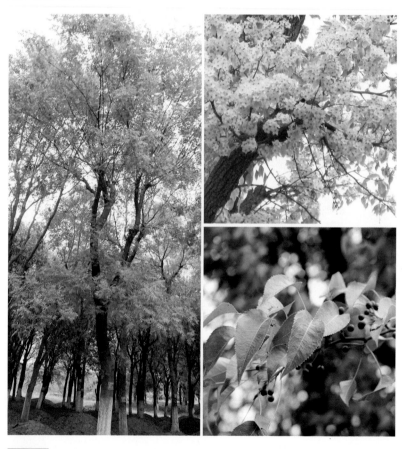

11. 杜仲

Eucommia ulmoides Oliv.

科属：杜仲科杜仲属

形态特征：落叶乔木。树皮内含橡胶，折断拉开有多数细丝。叶椭圆形、卵形或矩圆形，薄革质。花生于当年枝基部，雄花无花被，雌花单生。翅果扁平，长椭圆形，周围具薄翅；坚果位于中央，稍突起。早春开花，秋后果实成熟。

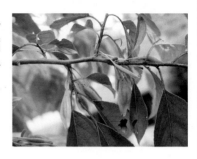

生长习性：喜温暖湿润气候和阳光充足的环境，能耐严寒。

药用功效：树皮入药，补肝益肾、强筋壮骨、调理冲任、固经安胎。

观赏价值：树干挺直，树冠紧凑，非常密集，遮阴面积大，树皮呈灰白色或灰褐色，叶子颜色又浓又绿，美观协调，是良好的绿化和行道树种。

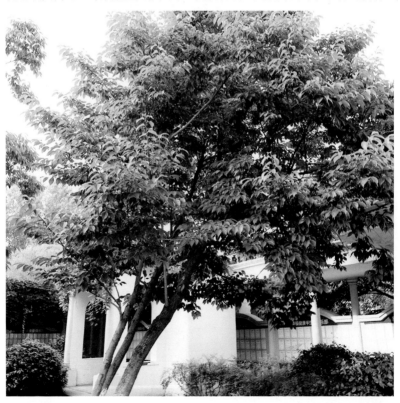

12. 枫香树

Liquidambar formosana Hance

科属：蕈树科枫香树属

形态特征：落叶乔木。叶薄革质，阔卵形，掌状 3 裂。雄性短穗状花序常多个排成总状，雌性头状花序。头状果序圆球形，木质。蒴果下半部藏于花序轴内，有宿存花柱及针刺状萼齿。

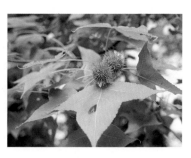

生长习性：喜光，幼树稍耐阴，耐干旱瘠薄土壤，不耐水涝。

药用功效：树脂、根、叶及果实都可入药。树脂：解毒止痛，止血生肌。根、叶和果实：祛风除湿，通络活血。

观赏价值：秋季树叶变红，艳丽醉人，是良好的园景树种、行道树种。

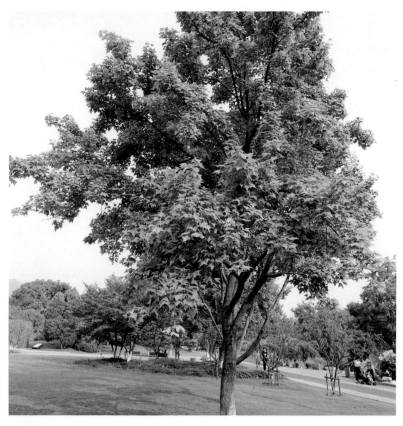

13.柑橘（橘子）

Citrus reticulata Blanco

科属：芸香科柑橘属

形态特征：常绿小乔木。单身复叶，翼叶通常狭窄，或仅有痕迹，叶片披针形、椭圆形或阔卵形，大小变异较大，顶端常有凹口。花单生或2～3朵簇生，花柱细长，柱头头状。果实通常扁圆形至近圆球形，果皮甚薄而光滑，或厚而粗糙，淡黄色、朱红色或深红色，甚或稍易剥离，橘络呈网状，果肉酸或甜，或有苦味，或另有特异气味。花期4～5月份，果期10～12月份。

生长习性：喜温暖湿润气候。

药用功效：果肉、皮、核、络均可入药，通络、化痰、理气、消滞。

观赏价值：四季常青，树姿美丽，果实橘黄，色泽艳丽，集赏花、观果、闻香于一体，是一种很好的庭园观赏植物，也适合盆栽观赏。

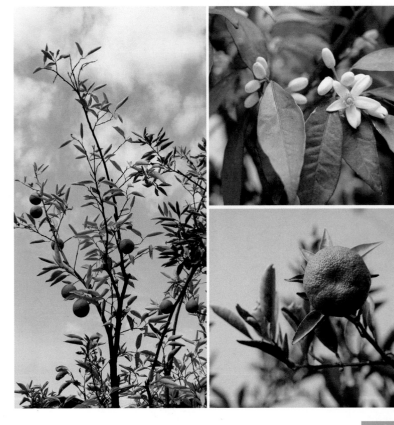

14. 构（构树）

Broussonetia papyrifera (L.) L'Hér. ex Vent.

科属： 桑科构属

形态特征： 落叶乔木。叶螺旋状排列，广卵形至长椭圆状卵形。花雌雄异株，雄花序为柔荑花序，雌花序球形头状。聚花果成熟时橙红色，肉质。花期4～5月份，果期6～7月份。

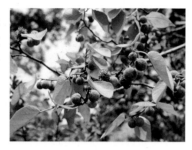

生长习性： 喜光，适应性强。

药用功效： 乳液、根皮、树皮、叶、果实及种子入药。乳液：利水、消肿、解毒。皮：利尿、消肿、祛风湿。叶：清热、凉血、利湿、杀虫。果：补肾、强筋骨、明目、利尿。

观赏价值： 枝叶茂密，是城乡绿化的重要树种，尤其适合用于矿区及荒山坡地绿化，亦可选作庭荫树及防护林用。

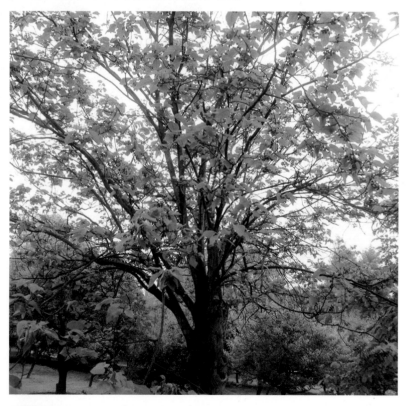

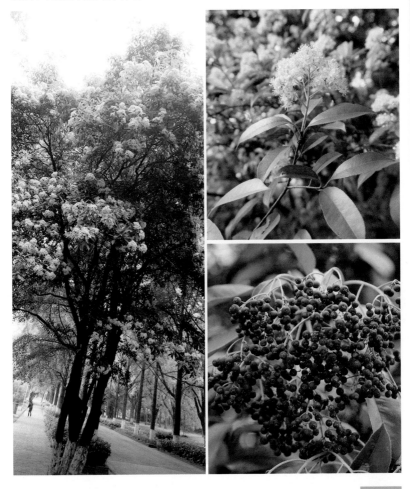

15. 贵州石楠（椤木石楠）

Photinia bodinieri Lévl.

科属：蔷薇科石楠属

形态特征：常绿乔木。叶革质，卵形、倒卵形或长圆形。复伞房花序顶生，花瓣白色。果实球形或卵形，黄红色。花期5月份。

生长习性：喜温暖湿润和阳光充足的环境，耐寒。

药用功效：根和叶入药，养阴补肾、利筋骨、祛风止痛。

观赏价值：枝繁叶茂，树冠圆球形，初春嫩叶绛红，初夏白花点点，秋末赤实累累，艳丽夺目。石楠在一年中色彩转变较大，叶、花、果均可观赏，是很好的园林树种。

16. 合欢

Albizia julibrissin Durazz.

科属：豆科合欢属

形态特征：落叶乔木。二回羽状复叶，总叶柄近基部及最顶一对羽片着生处各有 1 枚腺体。头状花序于枝顶排成圆锥花序，花粉红色。荚果带状，嫩荚有柔毛，老荚无毛。花期 6 ～ 7 月份，果期 8 ～ 10 月份。

生长习性：喜温暖湿润和阳光充足环境。

药用功效：树皮及花入药，安神解郁、活血止痛、开胃利气。

观赏价值：树形优美，叶形纤细如羽，昼开夜合，夏季绒花盛开满树，秀丽雅致，且花期长，是美丽的庭园观赏树种。宜作庭荫树、行道树。将其种植在林缘、房前、草坪、山坡上，可以起到点缀的效果。

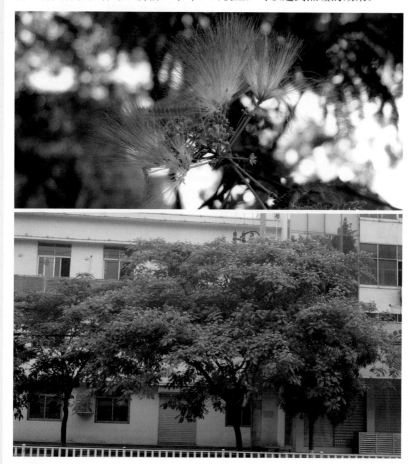

17. 荷花木兰（广玉兰）

Magnolia grandiflora L.

科属：木兰科北美木兰属

形态特征：常绿乔木。叶厚革质，椭圆形，长圆状椭圆形或倒卵状椭圆形，叶面深绿色，有光泽。花白色，有芳香。聚合果圆柱状长圆形或卵圆形，密被褐色或淡灰黄色绒毛。花期5～6月份，果期9～10月份。

生长习性：喜光，而幼时稍耐阴。喜温湿气候，有一定抗寒能力。

药用功效：花蕾和树皮入药，祛风散寒、行气止痛。

观赏价值：树姿雄伟壮丽，叶片大而光亮，花如荷花硕大而洁白，属珍贵乔木观花树种。多在绿地或大的庭院内作为观花风景树，孤植、片植均相宜。

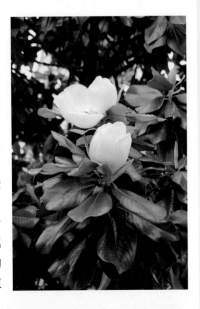

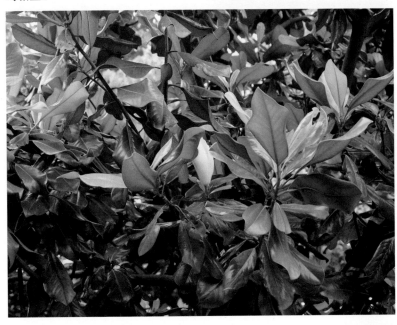

18. 黑松

Pinus thunbergii Parlatore

科属： 松科松属

形态特征： 常绿乔木。针叶 2 针一束，深绿色，有光泽，粗硬。雄球花淡红褐色，聚生于新枝下部；雌球花单生或 2～3 个聚生于新枝近顶端。球果成熟前绿色，熟时褐色，圆锥状卵圆形或卵圆形。花期 4～5 月份，种子第二年 10 月份成熟。

生长习性： 喜光，耐旱，不耐寒，适合生长于温暖潮湿的海洋气候区域。

药用功效： 树根和油松节入药。树根：祛风、燥湿、舒筋、通络。油松节：祛风除湿、活络止痛。

观赏价值： 枝干横展，树冠如伞盖，针叶四季浓绿，冬芽银白色，可终年陈列观赏，还可以打造盆栽。

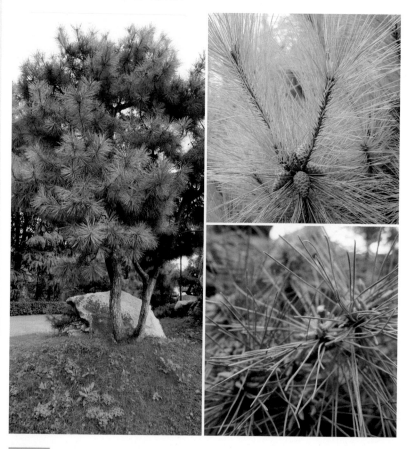

19. 红豆杉

Taxus wallichiana Zucc. var. *chinensis* (Pilger) Florin

科属： 红豆杉科红豆杉属

形态特征： 常绿乔木。叶条形，螺旋状着生，基部扭转排成二列。雌雄异株，球花单生于叶腋。种子扁卵圆形，生于红色肉质的杯状假种皮中。

生长习性： 耐旱、抗寒，喜湿润通风的气候。

药用功效： 茎、枝、叶、根入药，利尿消肿、温肾通经。

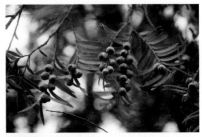

观赏价值： 常年翠绿，树姿优美，果实成熟期红绿相映令人陶醉，是小区、庭院、公园等城区绿化的首选。盆景造型古朴典雅，枝叶紧凑而不密集，舒展而不松散。

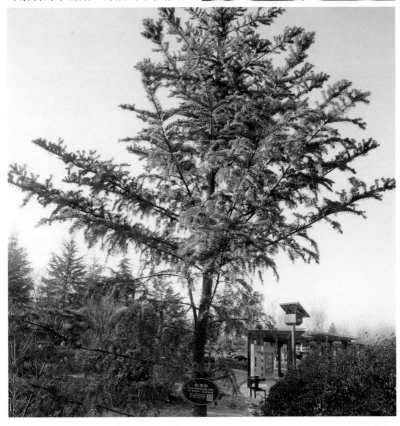

20. 红豆树

Ormosia hosiei Hemsl. et Wils.

科属：豆科红豆属

形态特征：常绿或落叶乔木。小枝幼时有黄褐色细毛，后无毛。奇数羽状复叶。圆锥花序顶生或腋生，花冠白色或淡紫色，旗瓣倒卵形。荚果近圆形，果瓣近革质。花期 4 ～ 5 月份，果期 10 ～ 11 月份。

生长习性：喜温暖湿润、光照充足的环境。

药用功效：种子入药，理气、通经。

观赏价值：树冠大，雄伟壮观，优美，是很好的庭园树种，果实红色，鲜艳夺目，在公园绿地中可与其他落叶树种配植或者丛植造林，可以形成独特的森林景观。

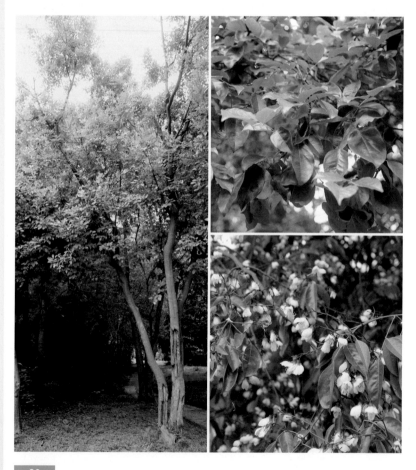

21. 厚朴

Houpoea officinalis (Rehder & E. H. Wilson) N. H. Xia & C. Y. Wu

科属：木兰科厚朴属

形态特征：落叶乔木。叶大，近革质。花白色芳香。聚合果长圆状卵圆形，蓇葖具长喙。花期 5～6 月份，果期 8～10 月份。

生长习性：喜光，喜凉爽、湿润、多云雾、相对湿度大的气候环境。

药用功效：树皮、根皮入药，燥湿消痰、下气平喘、行气消积。

观赏价值：叶大花美，芳香，一般作为园林中第二层树种处理，绿化效果显著，常作为园林绿化树种。

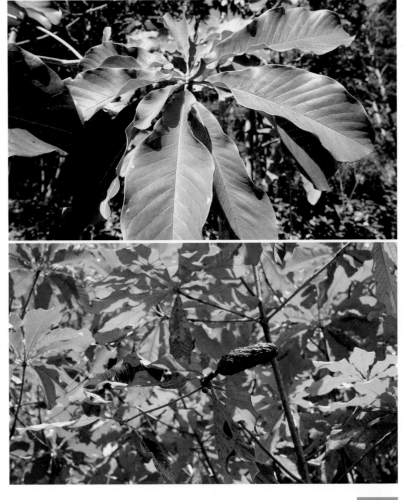

22. 胡桃（核桃）

Juglans regia L.

科属： 胡桃科胡桃属

形态特征： 落叶乔木。奇数羽状复叶，小叶椭圆状卵形至长椭圆形。雄性柔荑花序下垂，雌性穗状花序。果实近于球状，无毛。花期 5 月份，果期 10 月份。

生长习性： 喜光，耐寒，抗旱，喜肥沃湿润的沙质壤土。

药用功效： 种仁、花、未成熟果实外果皮（胡桃青皮）、未成熟的果实（青胡桃果）、果核内的木质隔膜（分心木）、成熟果实的内果皮（胡桃壳）、叶、嫩枝、根或根皮、种仁脂肪油、树皮、种仁返油而成黑色者（油胡桃）均可入药。种仁：补肾益精，温肺定喘，润肠通便。胡桃青皮：止痛，止咳，止泻，解毒。嫩枝：杀虫止痒，解毒散结。根或根皮：止泻，止痛，乌须发。

观赏价值： 树冠雄伟、枝叶繁茂、绿荫盖地，在园林中可作道路绿化。

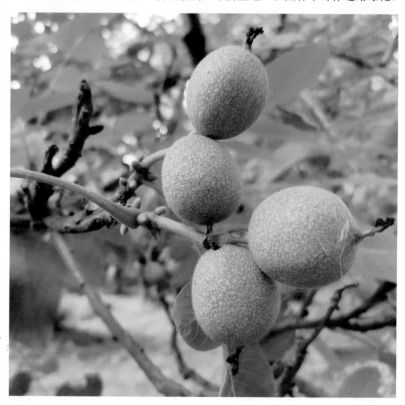

23. 湖北紫荆

Cercis glabra Pamp.

科属： 豆科紫荆属

形态特征： 常绿乔木。叶较大，厚纸质或近革质，心脏形或三角状圆形。总状花序短，花淡紫红色或粉红色，先于叶或与叶同时开放。荚果狭长圆形，紫红色。花期3～4月份；果期9～11月份。

生长习性： 喜光，有一定的耐寒性，喜肥沃、排水良好的土壤，不耐湿。

药用功效： 花、树皮和果实均可入药，清热凉血、祛风解毒、活血通经、消肿止痛。

观赏价值： 树体高大，花多而美丽，是优良的行道树，也可列植、丛植于建筑周围。

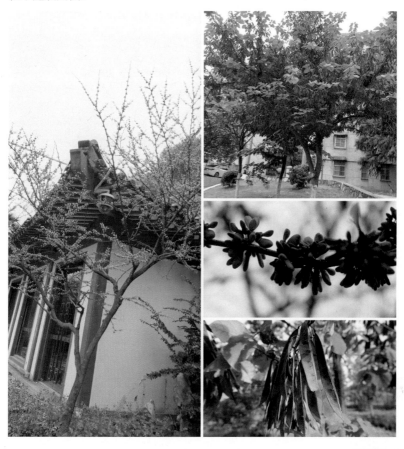

24. 花椒

Zanthoxylum bungeanum Maxim.

科属： 芸香科花椒属

形态特征： 落叶小乔木。有小叶，小叶对生，卵形、椭圆形、稀披针形，位于叶轴顶部的较大，近基部的有时圆形。花序顶生或生于侧枝之顶，花被片黄绿色。果紫红色，单个分果瓣散生微凸起的油点。花期4～5月份，果期8～9月份或10月份。

生长习性： 喜光，适宜温暖湿润及土层深厚肥沃的壤土、沙壤土。

药用功效： 成熟果皮和种子入药。成熟果皮：温中止痛、杀虫止痒。种子：利水消肿、祛痰平喘。

观赏价值： 枝条苍劲、小叶翠绿，香气浓郁，春天盛开的白花和绿叶映衬，引人入胜。秋天果红似火，压满枝头，色彩艳丽迷人，极具观赏价值。在地埂堎边、荒坡荒山都能栽植，能够防风固土、绿化环境。

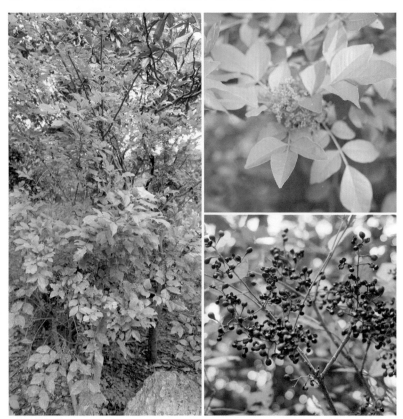

25. 化香树

Platycarya strobilacea Sieb. et Zucc.

科属： 胡桃科化香属

形态特征： 高大落叶乔木。奇数羽状复叶，具小叶，小叶纸质。两性花序和雄花序在小枝顶端排列成伞房状花序束，两性花序着生于中央顶。果序球果状，卵状椭圆形至长椭圆状圆柱形。5～6月份开花，7～8月份果成熟。

生长习性： 喜光，喜温暖湿润的气候。

药用功效： 叶入药，活血行气、顺气祛风、消肿止痛、杀虫止痒。

观赏价值： 羽状复叶，穗状花序，果序呈球果状，直立枝端经久不落，在落叶阔叶树种中具有特殊的观赏价值，在园林绿化中可作为点缀树种应用。

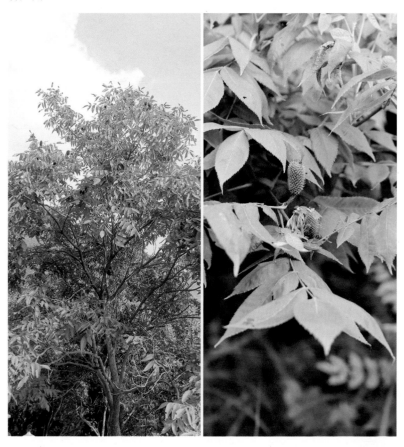

26. 槐（槐树）

Styphnolobium japonicum (L.) Schott

科属：豆科槐属

形态特征：落叶乔木。奇数羽状复叶，互生。圆锥花序顶生，常呈金字塔形，花冠白色或淡黄色。荚果串珠状。花期7～8月份，果期8～10月份。

生长习性：喜光而稍耐阴。能适应较冷气候，对土壤要求不严。

药用功效：叶、枝、根、果实入药。叶：清肝泻火、凉血解毒、燥湿杀虫。枝：散瘀止血、清热燥湿、祛风杀虫。根：散瘀消肿、杀虫。果实：凉血止血、清肝明目。

观赏价值：枝叶茂密，绿荫如盖，适作庭荫树、行道树等。

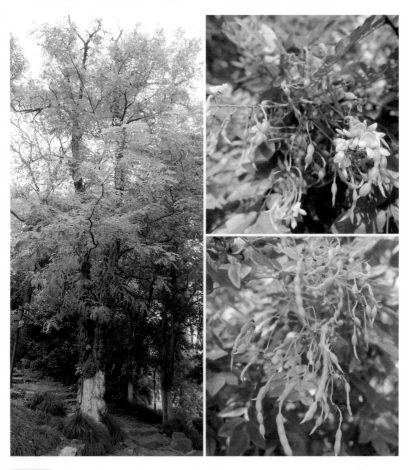

27. 黄檗

Phellodendron amurense Rupr.

科属： 芸香科黄檗属

形态特征： 落叶乔木。有小叶，小叶薄纸质或纸质，卵状披针形或卵形，秋季落叶前叶色由绿转黄而明亮，毛被大多脱落。花序顶生，花瓣紫绿色。果圆球形，蓝黑色。花期5～6月份，果期9～10月份。

生长习性： 喜温暖湿润气候。

药用功效： 树皮入药，清热燥湿、泻火除蒸、解毒疗疮。

观赏价值： 树形优美，叶子形状奇特，秋季叶色变黄，紫黑色果留存树上，甚为美丽，为良好的庭荫树及园景树。可孤植、丛植于房前屋后、台地坡坎之下，或公园、风景区、园林小区之绿地草坪、花坛之中，或园区路旁、池畔谷边、山石斜坡之上，也可与其他针叶、阔叶树混植成林或成片栽植，都有很好的观赏效果。

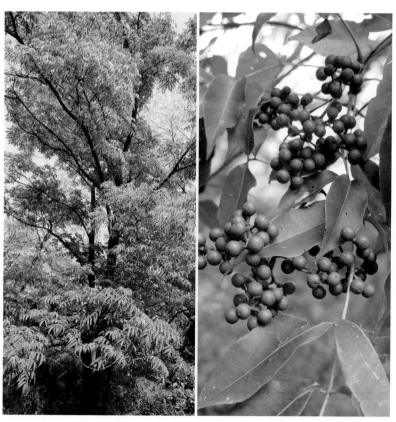

28. 黄连木

Pistacia chinensis Bunge

科属：漆树科黄连木属

形态特征：落叶乔木。偶数羽状复叶，互生。花单性，雌雄异株，花形小。核果球形，熟时呈红色或紫蓝色。

生长习性：喜光，耐寒，耐干旱瘠薄，抗风力强，抗空气污染。

药用功效：树皮、叶入药，清热解毒、祛暑止渴、生津利湿。

观赏价值：树冠阔大浑圆，枝叶秀丽繁茂，早春嫩叶红色，入秋后叶片变成橙红或橙黄，红色的雌花序似鸡冠，极美观，是城市及风景区的优良绿化树种。宜作庭荫树、行道树及观赏风景树，也常作"四旁"绿化及低山区造林树种。

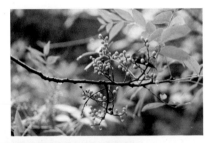

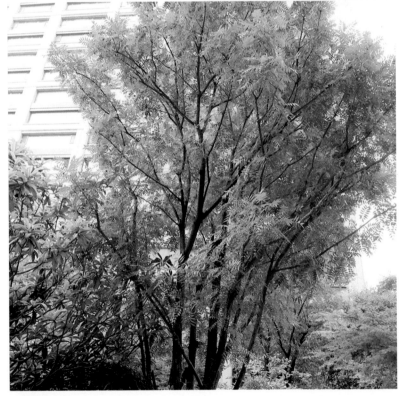

29. 金钱松

Pseudolarix amabilis (J. Nelson) Rehder

科属： 松科金钱松属

形态特征： 落叶乔木。叶条形，秋后叶呈金黄色。雄球花黄色，下垂；雌球花紫红色，直立。球果卵圆形或倒卵圆形，成熟前绿色或淡黄绿色，熟时淡红褐色。花期4月份，球果10月份成熟。

生长习性： 喜阳光与温暖湿润气候。

药用功效： 根皮入药，祛风除湿、杀虫止痒。

观赏价值： 世界五大园林树种之一，树干高大挺拔，树姿整齐优美，线状叶片轮状排列，秋后金黄，状若金钱，属彩色珍贵园林观赏树种，可孤植用作庭荫树种，也可单排或多排对植用作行道树栽培，可形成独特的彩色景观。此外还广泛用于制作高档盆景。

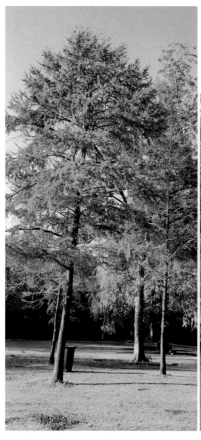
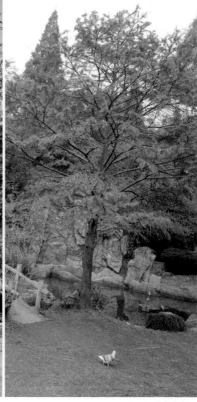

30.榉树

Zelkova serrata (Thunb.) Makino

科属：榆科榉属

形态特征：落叶乔木。叶薄纸质至厚纸质，大小形状变异很大，卵形、椭圆形或卵状披针形。雄花具极短的梗，雌花近无梗。坚果小，不端正，有皱纹。花期4月份，果期9～11月份。

生长习性：喜光，较耐寒，喜温暖气候，对各种土壤适应性强。

药用功效：树皮和叶入药，清热安胎。

观赏价值：树冠呈伞形，树形优美，枝条盘根错节，蟠虬如卧龙；叶色跟随季节变化丰富，是重要的园林绿化、庭园观赏树种以及国家储备林的主要树种之一。

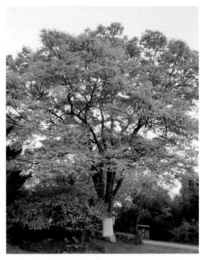

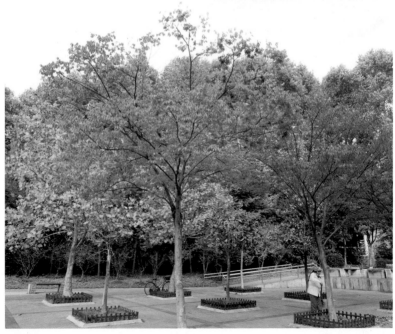

31. 君迁子

Diospyros lotus L.

科属：柿科柿属

形态特征：落叶乔木。叶近膜质，椭圆形至长椭圆形。雄花 1 ～ 3 朵腋生，簇生；雌花单生。果近球形或椭圆形，初熟时为淡黄色，后则变为蓝黑色，常被有白色薄蜡层。花期 5 ～ 6 月份，果期 10 ～ 11 月份。

生长习性：喜光，能耐半阴，抗寒、抗旱，也耐瘠薄。

药用功效：果实入药，止消渴、去烦热。

观赏价值：广泛种植于园林中或者是道路两旁作为行道树，是一种常见的风景树。

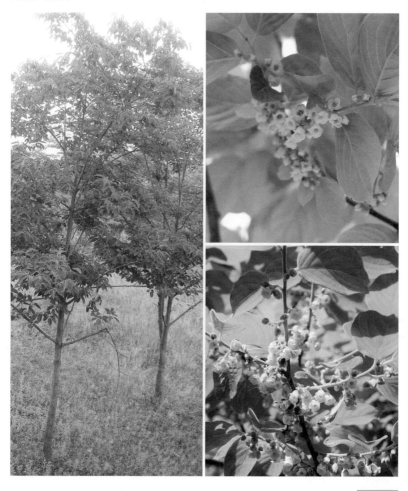

32. 榔榆

Ulmus parvifolia Jacq.

科属： 榆科榆属

形态特征： 落叶乔木，或冬季叶变为黄色或红色宿存至第二年新叶开放后脱落。叶质地厚，披针状卵形或窄椭圆形，稀卵形或倒卵形。花秋季开放，在叶腋簇生或排成簇状聚伞花序。翅果椭圆形或卵状椭圆形，果核部分位于翅果的中上部。花果期 8 ～ 10 月份。

生长习性： 喜光，耐旱，不挑剔土壤的酸碱性。

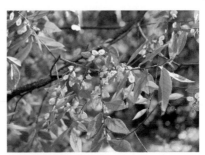

药用功效： 根、皮、嫩叶入药，消肿止痛、解毒治热。

观赏价值： 树干略弯，树皮斑驳雅致，适合种植在庭院、公园、池畔、亭榭附近，具有良好的观赏价值，也可制作盆景。

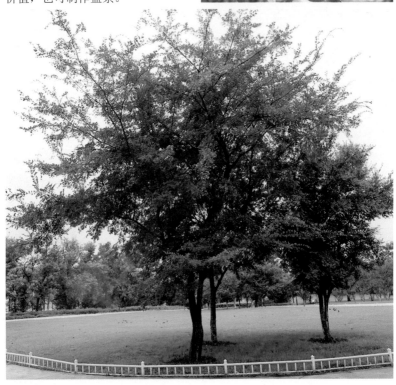

33. 老鸦柿

Diospyros rhombifolia Hemsl.

科属：柿科柿属

形态特征：落叶小乔木。叶纸质，菱状倒卵形。雄花生于当年生枝下部，雌花散生于当年生枝下部。果单生，成熟果长椭圆形，嫩时黄绿色，有柔毛，后变橙黄色，熟时橘红色，有蜡样光泽。花期 4 ～ 5 月份，果期 9 ～ 10 月份。

生长习性：喜温暖、湿润的环境，对生长环境适应性较强。

药用功效：根、枝入药，活血利肝。

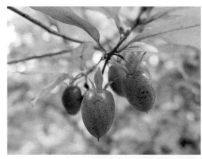

观赏价值：叶片质厚，秋叶红色，果色鲜艳，果形多变，果期长，是秋、冬季观果的优良树种，宜配植在亭台阶前、庭园角落或树丛边缘。枝条柔韧，好造型，是制作盆景的上好材料。

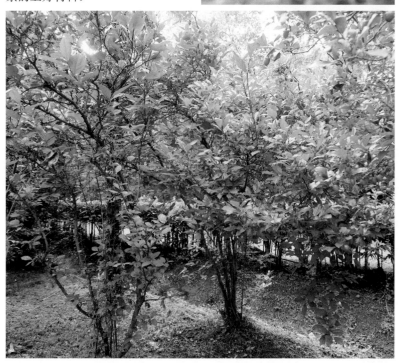

34. 李

Prunus salicina Lindl.

科属： 蔷薇科李属

形态特征： 落叶乔木。叶片长圆倒卵形、长椭圆形，稀长圆卵形，边缘有圆钝重锯齿，常混有单锯齿，幼时齿尖带腺。花通常3朵并生，花瓣白色，有明显带紫色脉纹。核果球形、卵球形或近圆锥形，栽培品种黄色或红色，有时为绿色或紫色，外被蜡粉。花期4月份，果期7～8月份。

生长习性： 适宜气候凉爽、较干燥的丘陵区，对气候适应性强，极不耐积水。

药用功效： 果实、种子、叶、花、根、根皮、树脂均可入药。果实：清热、生津、消积。种子：祛瘀、利水、润肠。叶：清热解毒。根：清热解毒、利湿。

观赏价值： 花色雪白，丰盛繁茂，果实颜色艳丽，观赏效果佳，适宜作观赏树。可孤植、丛植及群植于公园绿地、山坡、水畔、庭院等地。

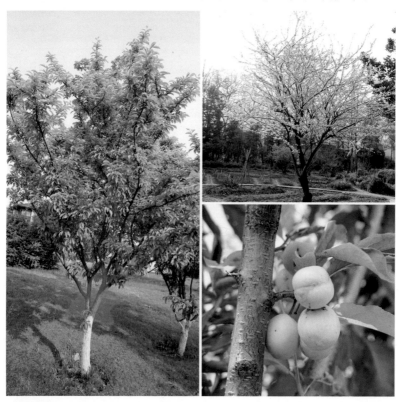

35. 栗（板栗）

Castanea mollissima Blume

科属： 壳斗科栗属

形态特征： 高大落叶乔木。叶椭圆至长圆形，顶部短至渐尖。雄花3～5朵聚生成簇，雌花柱下部被毛。成熟壳斗具长短、疏密不一的锐刺。花期4～6月份，果期8～10月份。

生长习性： 喜光，喜温润气候。

药用功效： 种仁入药，养胃健脾、补肾强筋、活血止血。

观赏价值： 树冠圆大，枝繁叶茂，外形美观，适宜在公园景点及山坡荒地种植，是园林景观树种之一。材质优良，用途广泛，是山区绿化造林和水土保持的理想树种。

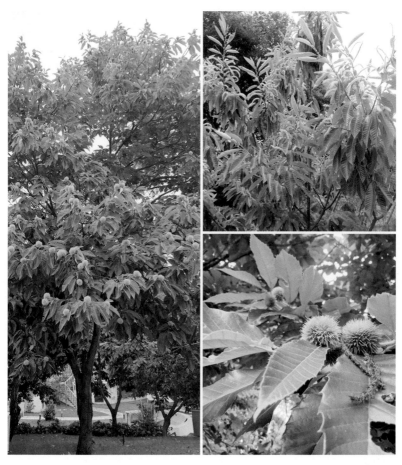

36. 楝（楝树）

Melia azedarach L.

科属：楝科楝属

形态特征：落叶乔木。2～3回奇数羽状复叶，小叶对生，卵形、椭圆形至披针形。圆锥花序约与叶等长，无毛或幼时被鳞片状短柔毛，花瓣淡紫色。核果球形至椭圆形，内果皮木质。花期4～5月份，果期10～12月份。

生长习性：喜温暖、湿润气候，喜光，不耐庇荫，较耐寒。

药用功效：树皮及根皮（苦楝皮）、叶、花及果实（苦楝子）入药。苦楝皮：杀虫、疗癣。叶：清热燥湿、杀虫止痒、行气止痛。花：清热祛湿、杀虫止痒。果实：行气止痛、杀虫。

观赏价值：树形优美，枝叶秀美，且花清新淡雅，很适合用作庭荫树或行道树。

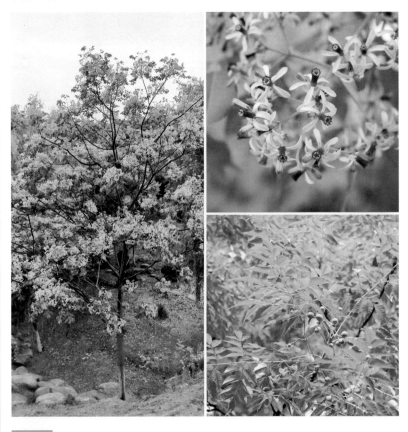

37. 栾 (栾树)

Koelreuteria paniculata Laxm.

科属: 无患子科栾属

形态特征: 落叶乔木。奇数羽状复叶,嫩叶紫红,秋叶金黄。圆锥形花序大,顶生,花黄色,中心紫色。蒴果三角状卵形,成熟后为橘红色或红褐色。花期7～8月份,果熟期10月份。

生长习性: 喜光而能耐半阴。耐寒。耐干旱瘠薄,不择土壤,可耐轻度盐碱和短时间水涝。

药用功效: 花入药,清肝明目、清热止咳。

观赏价值: 春赏叶、夏观花、秋冬赏果,有着一年四季的美。栾树抗污染,可以吸附大量的有害粉尘颗粒,还能够吸收一些有害气体。

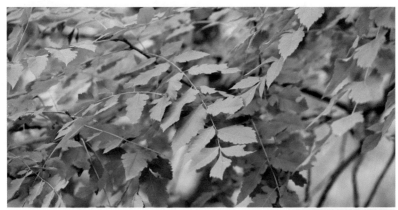

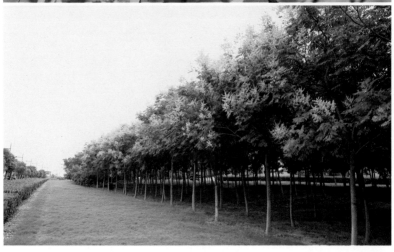

38.麻栎

Quercus acutissima Carr.

科属：壳斗科栎属

形态特征：落叶乔木。叶片形态多样，通常为长椭圆状披针形。雄花序常数个集生于当年生枝下部叶腋，小苞片钻形或扁条形，向外反曲，被灰白色绒毛。坚果卵形或椭圆形，果脐突起。花期3～4月份，果期翌年9～10月份。

生长习性：喜光，喜温暖湿润气候，耐寒，耐旱。

药用功效：果实及树皮、叶入药。树皮、叶：收敛、止痢。果：解毒消肿。

观赏价值：树体雄伟，冠大荫浓，叶色多姿，具有较佳的视觉美感和文化内涵。

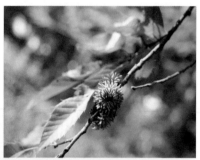

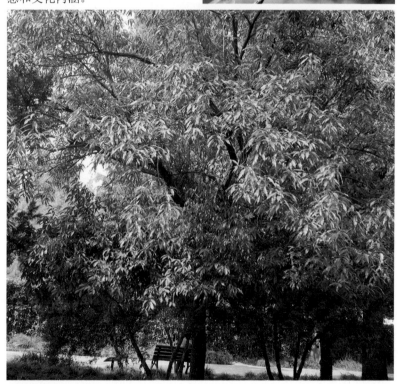

39. 马尾松

Pinus massoniana Lamb.

科属：松科松属

形态特征：常绿乔木。针叶2针一束，稀3针一束，两面有气孔线。雄球花淡红褐色，聚生于新枝下部苞腋，穗状；雌球花单生或2～4个聚生于新枝近顶端，淡紫红色。球果卵圆形或圆锥状卵圆形，成熟前绿色，熟时栗褐色，陆续脱落。花期4～5月份，球果第二年10～12月份成熟。

生长习性：喜光，不耐庇荫，喜温暖湿润气候。

药用功效：松油脂及松香、叶、根、茎节、嫩叶（俗称树心）等入药，祛风湿、活血祛瘀、止痛、止血。

观赏价值：树形优美而挺拔，高大雄伟，树姿古奇，观赏性颇强，用于城市绿化、园林造景和山地造林。

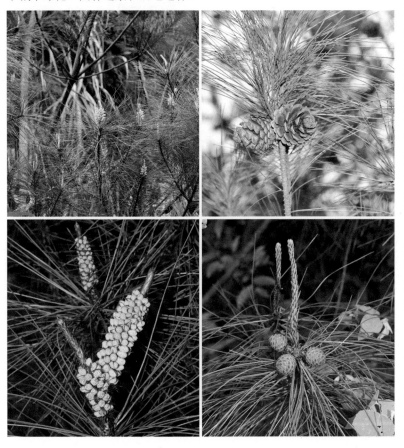

40. 杧果

Mangifera indica L.

科属：漆树科杧果属

形态特征：常绿大乔木。叶薄革质，常集生于枝顶，叶形和大小变化较大，通常为长圆形或长圆状披针形。圆锥花序，多花密集，花黄色或淡黄色。核果大，肾形（栽培品种其形状和大小变化极大），压扁状，成熟时黄色，中果皮肉质，肥厚，鲜黄色。

生长习性：适宜温暖、阳光充足的环境下生长，不耐寒霜。

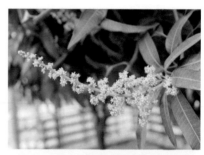

药用功效：果、果核、叶入药。果、果核：止咳、健胃、行气。叶：止痒。

观赏价值：树冠球形，常绿，郁闭度大，为热带良好的庭园和行道树种。

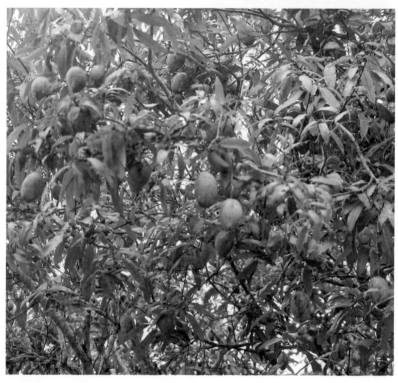

41. 毛泡桐

Paulownia tomentosa (Thunb.) Steud.

科属：玄参科泡桐属

形态特征：落叶乔木。叶片心脏形，叶柄常有黏质短腺毛。花序枝的侧枝不发达，长约为中央主枝之半或稍短，故花序为金字塔形或狭圆锥形。蒴果卵圆形，幼时密生黏质腺毛。花期4～5月份，果期8～9月份。

生长习性：较耐干旱与瘠薄，在北方较寒冷和干旱地区尤为适宜。

药用功效：叶入药，清热解毒、止血消肿。

观赏价值：早春繁花似锦，夏日绿树成荫，甚为美观。多用于绿地及庭园作庭荫树。

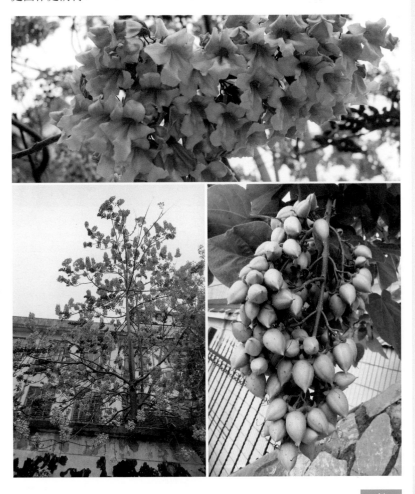

42. 木樨（桂花）

Osmanthus fragrans Lour.

科属： 木樨科木樨属

形态特征： 常绿乔木或灌木。叶片革质，椭圆形、长椭圆形或椭圆状披针形。聚伞花序簇生于叶腋，或近于帚状，每腋内有花多朵，花冠黄白色、淡黄色、黄色或橘红色。果歪斜，椭圆形，呈紫黑色。花期9～10月份上旬，果期翌年3月份。

生长习性： 喜温暖、湿润气候。

药用功效： 花、果实及根入药。花：散寒破结、化痰止咳。果：暖胃、平肝、散寒。根：祛风湿、散寒。

观赏价值： 终年常绿，枝繁叶茂，秋季开花，芳香四溢。在园林中应用普遍，常作为园景树，可孤植、对植，也可成丛成林栽种。

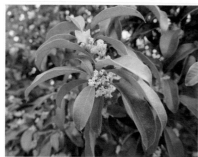
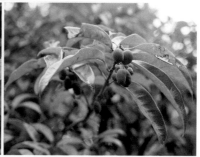

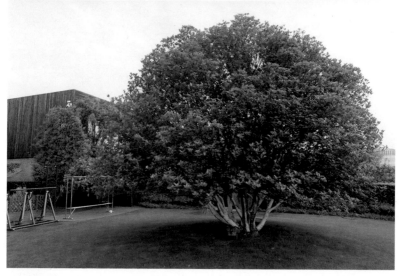

43. 南酸枣

Choerospondias axillaris (Roxb.) B. L. Burtt & A. W. Hill

科属：漆树科南酸枣属

形态特征：落叶乔木。奇数羽状复叶互生，小叶对生。花单性或杂性异株，雄花和假两性花组成圆锥花序，雌花单生于上部叶腋。核果椭圆形或倒卵状椭圆形，成熟时黄色。花期 4 月份，果期 8 ～ 10 月份。

生长习性：喜光，略耐阴，喜温暖湿润气候，适生于深厚肥沃而排水良好的酸性或中性土壤。

药用功效：树皮和果入药，消炎解毒、止血止痛。

观赏价值：干直荫浓，落叶前叶色变红，混交林内层林尽染平添山间美色，是较好的庭荫树和行道树，适宜在各类园林绿地中孤植或丛植。

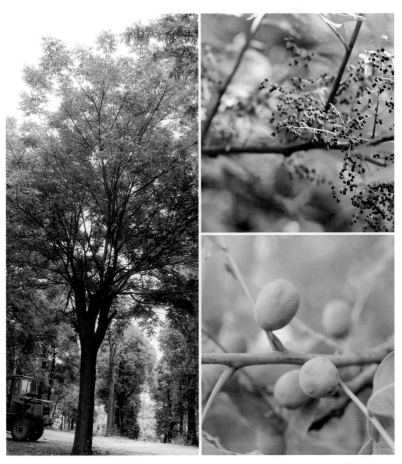

44. 女贞

Ligustrum lucidum Ait.

科属： 木犀科女贞属

形态特征： 常绿乔木，有时呈灌木状。叶片常绿，革质，卵形、长卵形或椭圆形至宽椭圆形。顶生圆锥花序，花小，白色。果肾形或近肾形，深蓝黑色，成熟时呈红黑色，被白粉。花期6月份，果成熟11～12月份。

生长习性： 喜温暖、湿润气候，有一定的耐寒能力，能忍受短时间的低温。

药用功效： 果实入药，滋补肝肾、乌须明目。

观赏价值： 四季常青，树形优美。常用于庭院孤植或丛植，亦可作行道树、绿篱。

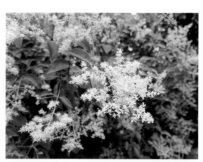

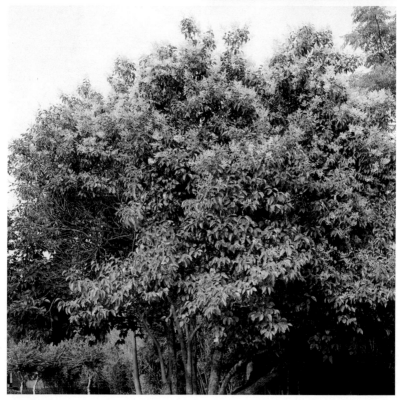

45. 枇杷

Eriobotrya japonica (Thunb.) Lindl.

科属：蔷薇科枇杷属

形态特征：常绿小乔木。叶片革质，披针形、倒披针形、倒卵形或椭圆长圆形。圆锥花序顶生，花瓣白色。果实球形或长圆形，黄色或橘黄色，外有锈色柔毛，不久脱落。花期 10 ～ 12 月份，果期 5 ～ 6 月份。

生长习性：喜光，稍耐阴，喜温暖气候。

药用功效：叶入药，化痰止咳、和胃降气。

观赏价值：树形优美，枝叶茂密，有很高的观赏价值，可作为庭院绿化和风景区道路绿化树种。

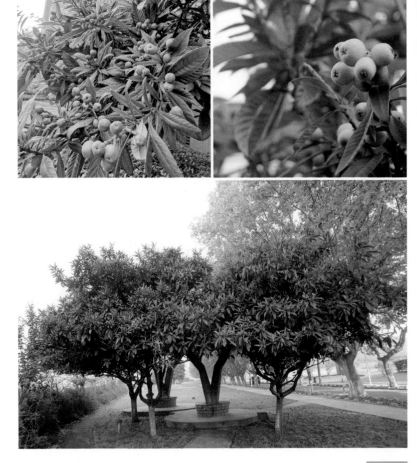

46. 苹果

Malus pumila Mill.

科属：蔷薇科苹果属

形态特征：落叶乔木。叶片椭圆形、卵形至宽椭圆形，边缘具有圆钝锯齿，幼嫩时两面具短柔毛，长成后上面无毛。伞房花序，集生于小枝顶端，花瓣白色，含苞未放时带粉红色。果实扁球形，先端常有隆起，萼洼下陷。花期5月份，果期7～10月份。

生长习性：喜低温干燥的温带气候。

药用功效：果实入药，生津、润肺、除烦、解暑、开胃、醒酒。

观赏价值：树形高大，春季观花，白润晕红；秋时赏果，果实色艳，是观赏结合食用的优良树种，在适宜栽培的地区可配植成"苹果村"式的观赏果园；可列植于道路两则。

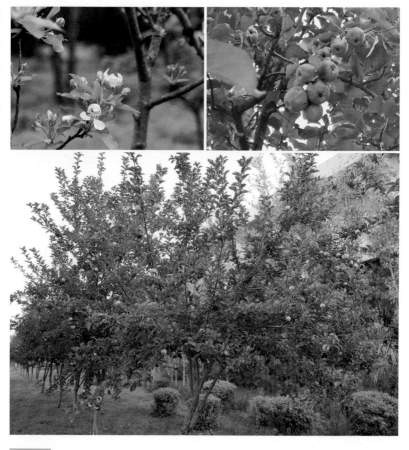

47. 朴树

Celtis sinensis Pers.

科属：大麻科朴属

形态特征：落叶乔木。单叶互生，卵形或卵状椭圆形，基部不对称。果实球形，小，橙红色。花期3～4月份，果期9～10月份。

生长习性：喜光，喜温暖湿润气候，对土壤要求不严。

药用功效：根皮、树皮、叶入药，清热解毒。

观赏价值：树冠圆满宽广、树荫浓密繁茂，适合作为公园、庭院、街道、公路等绿荫树，是很好的绿化树种，也可以用来防风固堤。

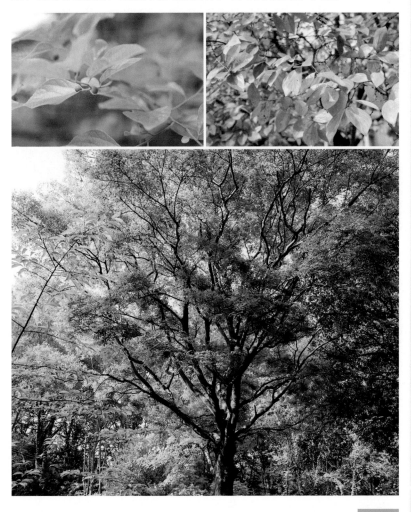

48.七叶树

Aesculus chinensis Bunge

科属：无患子科七叶树属

形态特征：落叶乔木。掌状复叶，有灰色微柔毛。花序圆筒形，花杂性，雄花与两性花同株，花瓣白色。果实球形或倒卵圆形，黄褐色，无刺，具很密的斑点。花期4～5月份，果期10月份。

生长习性：喜光，稍耐阴，较耐寒，不耐干旱，不耐日晒。

药用功效：种子入药，理气宽中，和胃止痛。

观赏价值：叶、花和果都有很高的观赏价值。树体高大、冠形开阔、寿命长、抗灾性能好，十分适宜道路的绿化，是理想的室外观赏树种，也是世界著名的优质行道树种。

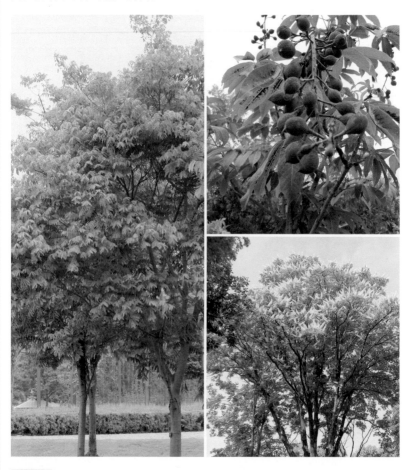

49.青钱柳

Cyclocarya paliurus (Batal.) Iljinsk.

科属： 胡桃科青钱柳属

形态特征： 落叶乔木。奇数羽状复叶。雌雄同株，雌、雄花序均柔荑状。果实扁球形，果实中部围有革质圆盘状翅。花期4～5月份，果期7～9月份。

生长习性： 喜光，幼苗稍耐阴，喜深厚、肥沃湿润土壤。

药用功效： 树皮、叶、根均可入药，祛风燥湿、杀虫止痒、消肿止痛。

观赏价值： 树木高大挺拔，枝叶美丽多姿，果实如铜钱通常成串下垂生长，可作为园林绿化观赏树种和木材树种。

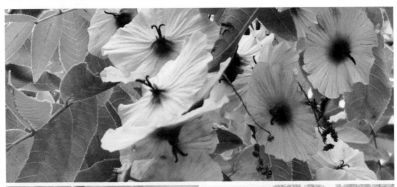

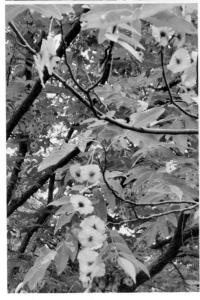

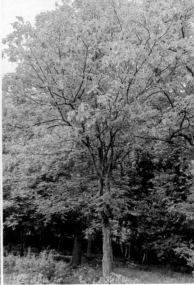

50. 青檀

Pteroceltis tatarinowii Maxim.

科属： 大麻科青檀属

形态特征： 落叶乔木。叶纸质，宽卵形至长卵形。翅果状坚果近圆形或近四方形，黄绿色或黄褐色。花期3～5月份，果期8～10月份。

生长习性： 喜光，稍耐阴，耐干旱瘠薄，喜钙，适宜在石灰性湿润肥沃的土质中。

药用功效： 带叶茎枝入药，祛风、止血、止痛。

观赏价值： 树形美观，树冠球形，秋叶金黄色。花香而不腻，有较高的观赏价值，在园林中常孤植作为庭荫树或丛植于溪边，也可以片植，还可作为行道树成行栽种，也是优良的盆景观赏树种。

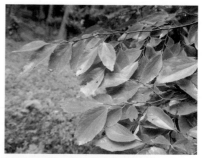

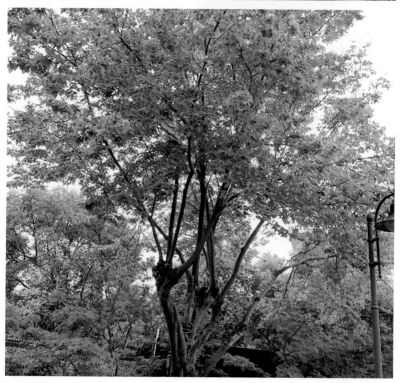

51. 楸

Catalpa bungei C. A. Mey

科属： 紫葳科梓属

形态特征： 落叶小乔木。叶三角状卵形或卵状长圆形，叶面深绿色，叶背无毛。顶生伞房状总状花序，花冠淡红色，内面具有 2 黄色条纹及暗紫色斑点。蒴果线形。花期 5 ～ 6 月份，果期 6 ～ 10 月份。

生长习性： 喜光，喜温暖湿润气候，耐寒性差。

药用功效： 树皮、根皮、叶和果实等入药。树皮、根皮：清热解毒、散瘀消肿。叶：解毒。果实：清热利尿。

观赏价值： 树形优美、花大色艳，具有较高的观赏价值和绿化效果，也是绿化城市、改善环境的优良树种。

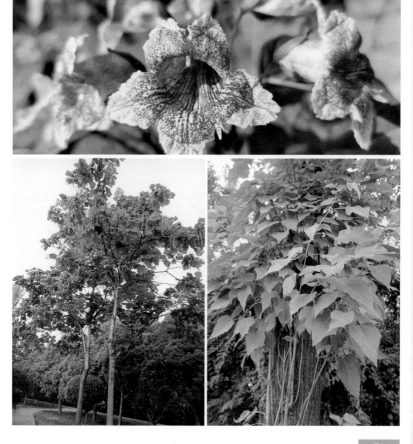

52. 榕树

Ficus microcarpa L. f.

科属：桑科榕属

形态特征：常绿大乔木。叶薄革质，狭椭圆形。榕果成对腋生或生于已落叶枝叶腋，成熟时黄或微红色，扁球形，雄花、雌花、瘿花同生于一榕果内。瘦果卵圆形。花期5～6月份。

生长习性：喜阳光充足、温暖湿润气候，不耐寒。

药用功效：叶和气生根入药。叶：清热、解表、化湿。气生根：发汗、清热、透疹。

观赏价值：四季常青，其花果从夏到秋可谓是色彩丰富，树姿非常优美，树根相对肥大，大多存在气生根可悬垂至地面，从而产生独木成林之美景。在我国华南等地随处可见，或孤植，或丛植，或列植在路边，或修剪为造型独特之景。

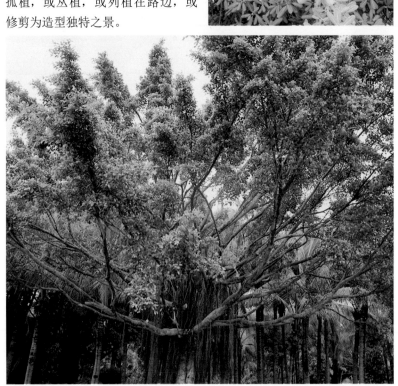

53. 肉桂

Cinnamomum cassia Presl

科属：樟科桂属

形态特征：常绿中等大乔木。叶互生或近对生，长椭圆形至近披针形。圆锥花序腋生或近顶生，三级分枝，分枝末端为 3 花的聚伞花序，被黄褐色短绒毛。果椭圆形，成熟时黑紫色。花期 6～8 月份，果期 10～12 月份。

生长习性：喜温暖气候，适生于亚热带地区无霜的环境。

药用功效：树皮入药，补火助阳、散寒止痛、活血通经。

观赏价值：树形美观、常年浓荫、花果气味芳香，是一种优良的绿化树种。

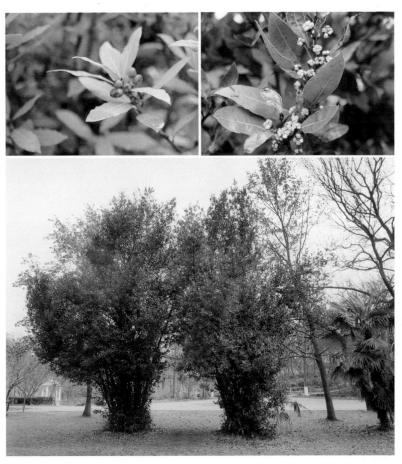

54. 三角槭（三角枫）

Acer buergerianum Miq.

科属： 无患子科槭属

形态特征： 落叶乔木。叶纸质，通常浅 3 裂。花多数常呈顶生被短柔毛的伞房花序，花淡黄色。翅果黄褐色，小坚果特别凸起。花期 4 月份，果期 8 月份。

生长习性： 弱阳性树种，稍耐阴，喜温暖、湿润环境及中性至酸性土壤。

药用功效： 枝叶入药，祛风除湿、活血止痛。

观赏价值： 树姿优雅，干皮美丽，春季花色黄绿，入秋叶片变红，是良好的园林绿化树种和观叶树种。用作行道树或庭荫树以及草坪中点缀较为适宜。耐修剪，可盘扎造型，用作树桩盆景。

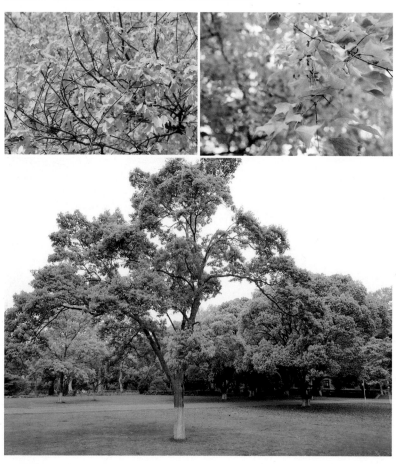

55. 桑

Morus alba L.

科属： 桑科桑属

形态特征： 落叶乔木或为灌木。叶卵形或广卵形，托叶早落。花单性，腋生或生于芽鳞腋内，与叶同时生出。聚花果卵状椭圆形，成熟时红色或暗紫色。花期4～5月份，果期5～8月份。

生长习性： 喜光，不耐荫蔽，喜温暖气候。

药用功效： 叶、根皮（桑白皮）、嫩枝（桑枝）、果穗（桑葚）入药。叶：疏散风热，清肺，明目。桑白皮：泻肺平喘，利水消肿。桑枝：祛风湿，通经络，行水气。桑葚：滋阴养血，生津。

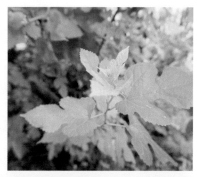

观赏价值： 树冠宽广，枝叶繁茂，宜作庭荫树、庭院观赏树。尤适工矿区园林绿化及"四旁"绿化。

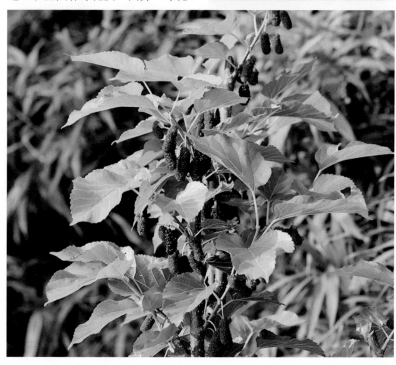

56. 沙梨

Pyrus pyrifolia (Burm. F.) Nakai

科属： 蔷薇科梨属

形态特征： 落叶乔木。叶片卵状椭圆形或卵形，边缘有刺芒锯齿。伞形总状花序，花瓣白色。果实近球形，浅褐色，有浅色斑点，先端微向下陷。花期4月份，果期8月份。

生长习性： 适应性强，耐寒，耐旱，耐湿，耐盐碱。

药用功效： 果实入药，清肺化痰、生津止渴。

观赏价值： 树姿优美，叶片多姿，花朵洁白芬芳，果实甜香满溢，因而常常被制作成盆景或盆栽于室内、庭园。

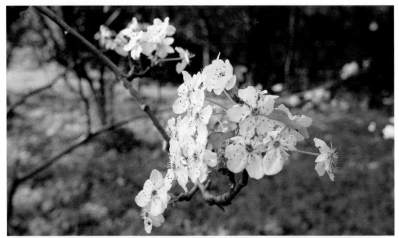

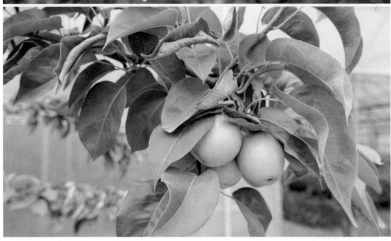

57. 山核桃

Carya cathayensis Sarg.

科属： 胡桃科山核桃属

形态特征： 落叶乔木。奇数羽状复叶，小叶具细锯齿。雌穗状花序直立，花序轴密被腺鳞，具 1～3 雌花。果实倒卵形，向基部渐狭。4～5 月份开花，9 月份果成熟。

生长习性： 喜光、喜温暖湿润性气候。

药用功效： 种仁、果皮、木质隔膜入药。种仁：润肺滋养。果皮：解毒消肿、止痛止泻。木质隔膜：健脾、固肾、涩精。

观赏价值： 树体高大挺直，树形美观，结果期果实和叶子相映生辉，是庭院美化和城市绿化的优良树种。适合河流沿岸、湖泊周围及平原地区"四旁"栽植。可作行道树和庭荫树。

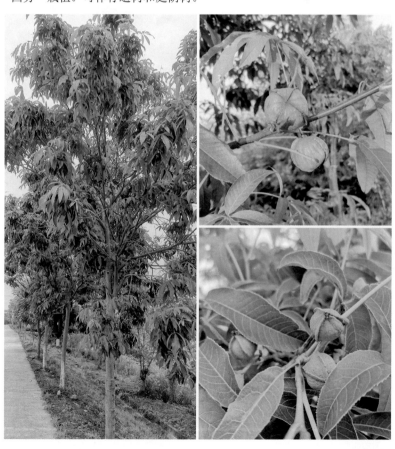

58. 山楂

Crataegus pinnatifida Bge.

科属： 蔷薇科山楂属

形态特征： 落叶乔木。叶片宽卵形或三角状卵形，稀菱状卵形。伞房花序具多花，花瓣白色。果实近球形或梨形，深红色，有浅色斑点。花期5～6月份，果期9～10月份。

生长习性： 喜光，耐寒，喜排水良好土壤及冷凉干燥气候。

药用功效： 果入药，健胃、消积化滞、舒气散瘀。

观赏价值： 枝繁叶茂，初夏开花遍树洁白，秋来满树红果累累，颇具农家及田野情趣。适合作庭院观赏树，多孤植或片植于园路、草坪及池畔、溪旁。

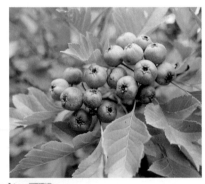

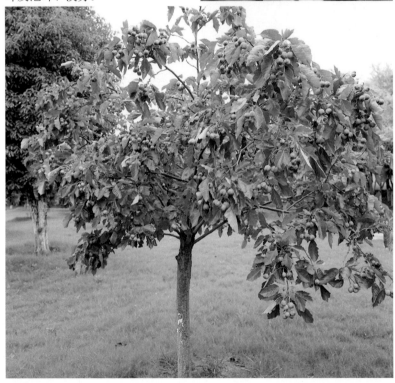

59. 山茱萸

Cornus officinalis Siebold & Zucc.

科属： 山茱萸科山茱萸属

形态特征： 落叶乔木或灌木。叶对生，纸质，卵状披针形或卵状椭圆形。伞形花序生于枝侧，花瓣黄色。核果长椭圆形，红色至紫红色。花期 3～4 月份；果期 9～10 月份。

生长习性： 较耐阴但又喜充足的光照。

药用功效： 果实入药，补肝肾止汗。

观赏价值： 先开花后萌叶，秋季红果累累，绯红欲滴，艳丽悦目，是造景植物的上佳之选，可盆栽，也可在庭园、花坛内单植或片植。

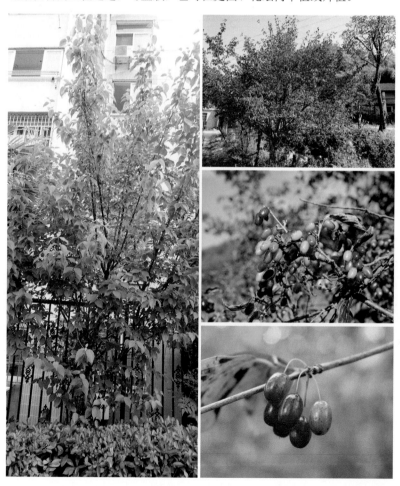

60. 珊瑚朴

Celtis julianae Schneid.

科属： 大麻科朴属

形态特征： 落叶乔木。叶厚纸质，宽卵形至尖卵状椭圆形。果单生于叶腋，椭圆形至近球形，金黄色至橙黄色。花期3～4月份，果期9～10月份。

生长习性： 喜光，喜温暖、湿润气候。

药用功效： 叶入药，祛风止痒。

观赏价值： 树体高大，荫质优，红花红果，是优良的观赏树、行道树及工厂绿化、"四旁"绿化的树种。

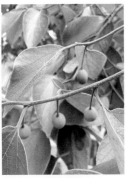

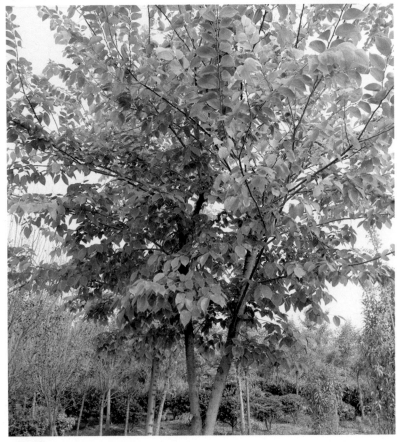

61. 柿

Diospyros kaki Thunb.

科属：柿科柿属

形态特征：落叶乔木。单叶互生，椭圆状倒卵形。花雌雄异株，但间或有的雄株中有少数雌花、雌株中有少数雄花的，花序腋生，为聚伞花序。浆果大，成熟后为橙黄色或橘红色。花期 5～6 月份，果期 9～10 月份。

生长习性：喜温暖气候，喜充足阳光和深厚、肥沃、湿润、排水良好的土壤。

药用功效：柿皮、柿蒂、柿饼霜均可入药，清热解毒，润肺生津。

观赏价值：树冠扩展如伞，叶大荫浓，秋日叶色转红，丹实似火，悬于绿荫丛中，至 11 月份落叶后，还高挂树上，极为美观，是观叶、观果的重要树种。可孤植、群植。

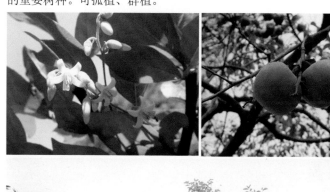

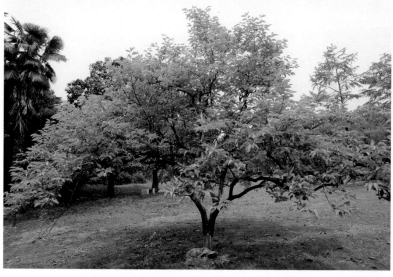

62. 四照花

Cornus kousa F. Buerger ex Hance subsp. *chinensis* (Osborn) Q. Y. Xiang

科属： 山茱萸科山茱萸属

形态特征： 落叶小乔木。叶片纸质或厚纸质，卵形或卵状椭圆形，对生于短侧枝梢端。头状花序球形，花瓣黄色。果序球形，成熟时暗红色。花期 6 ～ 7 月份，果期 9 ～ 10 月份。

生长习性： 喜温暖气候和阴湿环境。

药用功效： 叶、花入药，清热解毒、收敛止血。

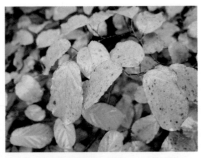

观赏价值： 树形美观、整齐，初夏淡黄花满枝，白色苞片覆盖全树，晚秋红色果实累累，是一种美丽的庭园观花、观果树种。可孤植或列植，也可丛植于草坪、路边、林缘、池畔，与常绿树混植。

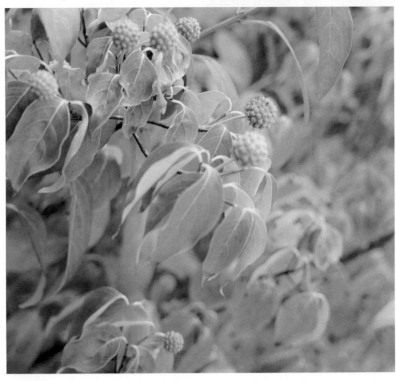

63.桃

Prunus persica L.

科属：蔷薇科李属

形态特征：落叶乔木。叶片长圆披针形、椭圆披针形或倒卵状披针形。花单生，先于叶开放，花瓣粉红色，罕为白色。果实形状和大小均有变异，色泽变化由淡绿白色至橙黄色，常在向阳面具红晕，外面密被短柔毛，稀无毛，多汁有香味，甜或酸甜。花期3～4月份，果实成熟期因品种而异，通常为8～9月份。

生长习性：喜光，耐旱，喜肥沃而排水良好的土壤。

药用功效：根、叶、根皮、花、果、仁均可入药。根和根皮：清热利湿、活血止痛、消痈肿。叶：清热解毒，杀虫止痒、祛风湿。花：泻下通便、活血利水。果：益气血、养颜色、解劳热、生津液、消积、润肠。果仁：破血祛痰、润燥滑肠、镇咳消炎。

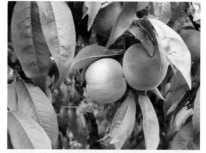

观赏价值：是中国传统的园林花木，其树态优美，枝干扶疏，花朵丰腴，色彩艳丽，为早春重要观花树种之一。

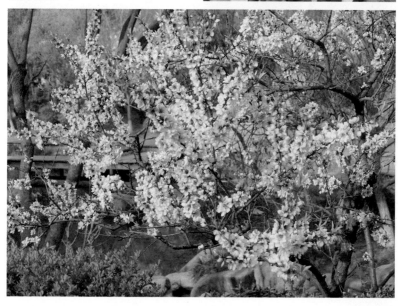

64. 乌桕

Triadica sebifera (Linnaeus) Small

科属： 大戟科乌桕属

形态特征： 落叶乔木。叶互生，纸质，叶片菱形、菱状卵形或稀有菱状倒卵形。花单性，雌雄同株，聚集成顶生的总状花序。蒴果梨状球形，成熟时黑色。花期5～7月份。

生长习性： 喜光，喜温暖气候及深厚肥沃而水分丰富的土壤。较耐寒，并有一定的耐旱、耐水湿及抗风能力。

药用功效： 根皮、树皮、叶入药，利水消肿、解毒杀虫。

观赏价值： 树形优美，枝干遒劲，为秋天增添一抹靓丽的红，单植或片植，其营造出的景观都非常迷人，在园林绿化中可栽作护堤树、庭荫树及行道树。

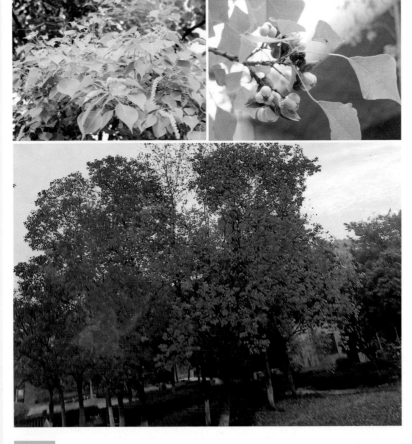

65. 无患子

Sapindus saponaria Linnaeus

科属： 无患子科无患子属

形态特征： 落叶大乔木。小叶通常近对生，叶片薄纸质，长椭圆状披针形或稍呈镰形。花序顶生，圆锥形，花小。发育分果爿近球形，橙黄色，干时变黑。花期春季，果期夏秋。

生长习性： 喜光，稍耐阴，耐寒能力较强，对土壤要求不严。

药用功效： 根和果入药，清热解毒、化痰止咳。

观赏价值： 树冠开展，枝叶稠密，秋叶金黄，颇为美观，是优良的庭荫树和行道树。孤植、丛植在草坪、路旁和建筑物旁都很合适。若与其它秋色叶树种及常绿树种配植，更可为园林秋景增色。

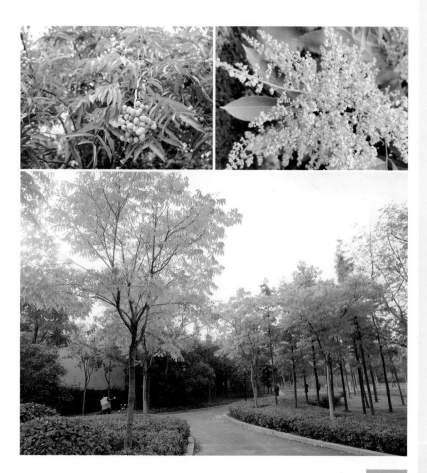

66. 吴茱萸

Tetradium ruticarpum (A. Jussieu) T. G. Hartley

科属：芸香科吴茱萸属

形态特征：落叶小乔木。小叶干后暗红褐色，常略显皱褶。花序顶生，花瓣腹面常被短柔毛。果密集成簇，鲜红或紫红色，内果皮比外果皮稍厚，干后近于木质。花期5～6月份，果期8～9月份。

生长习性：喜光，喜温暖湿润、阳光充足的环境。

药用功效：果实入药，散寒止痛、降逆止呕、助阳止泻。

观赏价值：树干挺拔，树形高大，冠幅宽阔，枝叶繁茂，分枝较高，很适于作行道树，可植于庭园角隅、草坪、林缘。

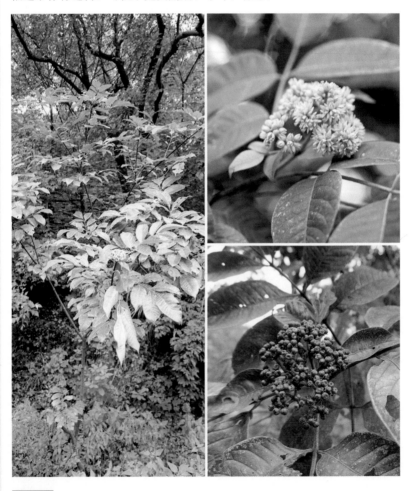

67. 梧桐

Firmiana simplex (Linnaeus) W. Wight

科属：锦葵科梧桐属

形态特征：落叶乔木。叶大，掌状 3 ~ 5 裂，背面有星状毛。圆锥花序顶生，花淡黄绿色。蓇葖果膜质，有柄。花期 6 月份。

生长习性：喜光，喜温湿气候，对各类土壤适应性强。

药用功效：茎、叶、花、果和种子均可入药，清热解毒。

观赏价值：是优良的行道树和绿化观赏树种，季节变换时树叶会随之而变化，有着较高的观赏价值。

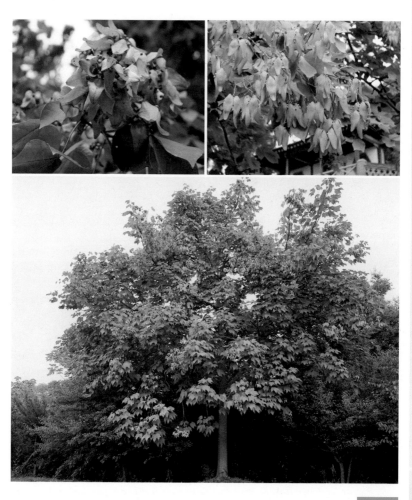

68. 喜树

Camptotheca acuminata Decne.

科属： 蓝果树科喜树属

形态特征： 落叶乔木。叶互生，纸质，矩圆状卵形或矩圆状椭圆形。头状花序近球形，常由2～9个头状花序组成圆锥花序，顶生或腋生，通常上部为雌花序，下部为雄花序，花瓣淡绿色。翅果矩圆形，幼时绿色，干燥后黄褐色，着生成近球形的头状果序。花期5～7月份，果期9月份。

生长习性： 喜光，稍耐阴，喜温暖湿润气候，不耐寒。

药用功效： 根、果及树皮、树枝、叶均可入药，清热、杀虫。

观赏价值： 树干挺直，生长速度快，枝繁叶茂，秋天果实累累，可以作为行道树、观赏树等。

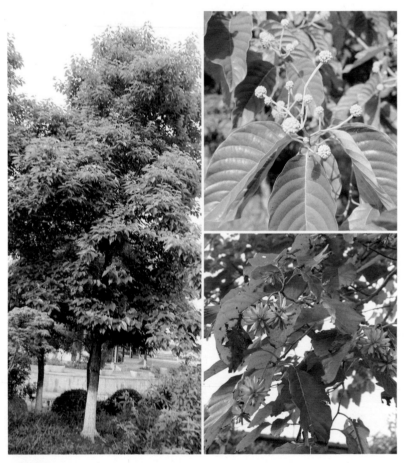

69. 香椿

Toona sinensis (A. Juss.) Roem.

科属：楝科香椿属

形态特征：落叶乔木。叶具长柄，偶数羽状复叶。圆锥花序与叶等长或更长，花白色。蒴果狭椭圆形，有小而苍白色的皮孔。花期 6～8 月份，果期 10～12 月份。

生长习性：喜光，不耐寒，喜湿润肥沃的土壤。

药用功效：根皮及果入药，收敛止血、去湿止痛。

观赏价值：树干通直，冠幅开阔，春秋叶红艳丽，入秋后果实开裂呈木花状，经冬不落，适合作庭荫树及行道树。

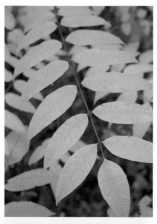

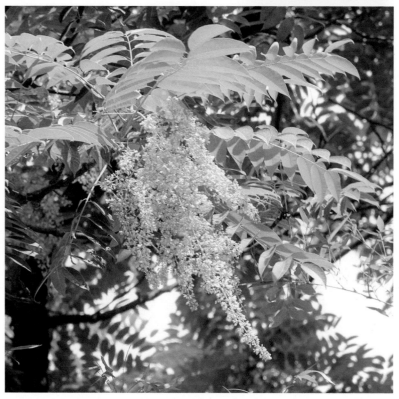

70.杏

Prunus armeniaca L.

科属：蔷薇科李属

形态特征：落叶乔木。叶片宽卵形或圆卵形，叶边有圆钝锯齿。花单生，先于叶开放，花瓣白色或带红色。果实球形，稀倒卵形，白色、黄色至黄红色，常具红晕，微被短柔毛；果肉多汁，成熟时不开裂。花期3～4月份，果期6～7月份。

生长习性：喜光，耐旱，抗寒，抗风，适应性强。

药用功效：种仁（杏仁）入药，止咳祛痰、定喘润肠。

观赏价值：早春开花，先花后叶。可与苍松、翠柏配植于池旁湖畔或植与山石崖边、庭院堂前，极具观赏性。

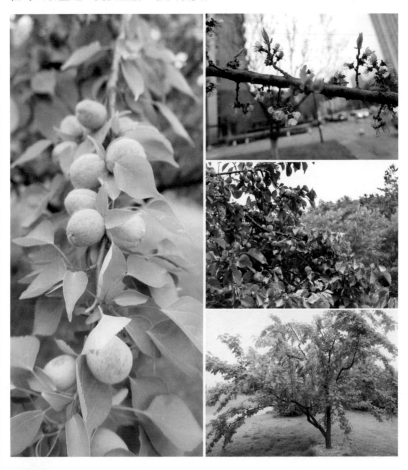

71. 秀丽槭

Acer elegantulum Fang et P. L. Chiu

科属： 无患子科槭属

形态特征： 落叶乔木。叶薄纸质或纸质，通常 5 裂，中央裂片与侧裂片卵形或三角状卵形。花序圆锥状，花杂性，雄花与两性花同株，花瓣深绿色。翅果嫩时淡紫色，成熟后淡黄色，小坚果凸起近于球形。花期 5 月份，果期 9 月份。

生长习性： 喜光，稍耐阴，喜温凉湿润气候。

药用功效： 根入药，祛风除湿。

观赏价值： 树形优美，叶、果秀丽，入秋叶色变为红色或黄色，为著名的秋季观叶树种，宜作山地及庭园绿化树种、庭荫树、行道树或防护林。

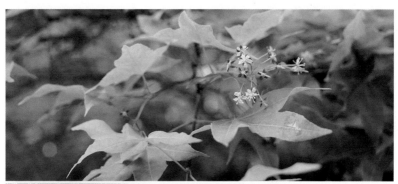

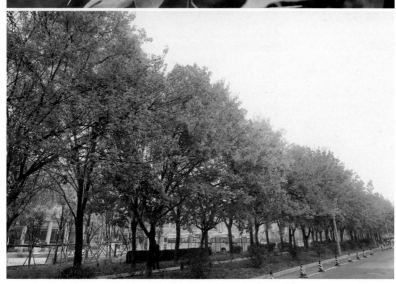

72. 雪松

Cedrus deodara (Roxb. ex D. Don) G. Don

科属：松科雪松属

形态特征：常绿乔木。叶在长枝上辐射伸展，短枝之叶成簇生状，针形，坚硬，淡绿色或深绿色。雄球花长卵圆形或椭圆状卵圆形，雌球花卵圆形。球果成熟前淡绿色，微有白粉，熟时红褐色，卵圆形或宽椭圆形。花期10～11月份，球果翌年10月份成熟。

生长习性：喜阳光充足、湿润凉爽、土层深厚而排水良好的环境。

药用功效：叶及木材入药，清热利湿、散瘀止血。

观赏价值：树体高大，树姿优美，终年常绿。冬季大雪压枝季节犹如银色金字塔，格外壮观、秀丽。适合在草坪中央孤植或在高大建筑物和大型园门两侧对植作风景树、行道树。

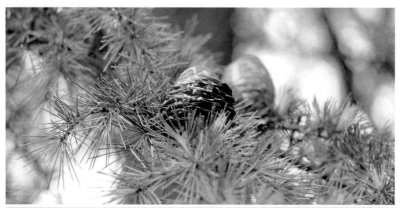

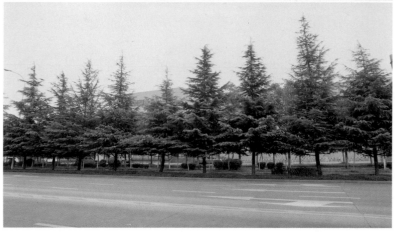

73. 盐麸木（盐肤木）

Rhus chinensis Mill.

科属：漆树科盐麸木属

形态特征：落叶小乔木或灌木。奇数羽状复叶。圆锥花序宽大，花白色。核果球形，略压扁，成熟时红色。花期 8 ～ 9 月份，果期 10 月份。

生长习性：喜光，不耐阴，对土壤要求不严。

药用功效：根、叶、花及果均可入药，清热解毒，散瘀止血。

观赏价值：秋叶和果实都为红色，甚是美丽，在一些地区的园林绿化过程中，常将其作为观赏花叶果实的观赏植株。

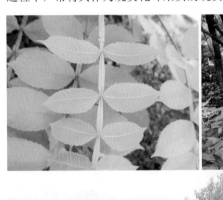
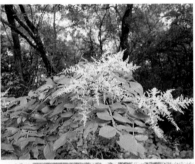

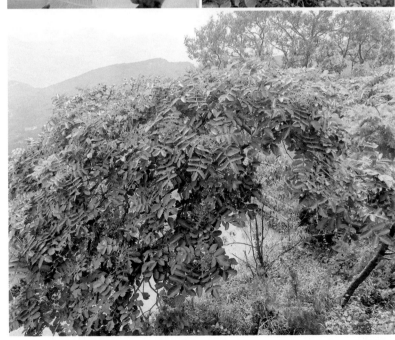

74. 杨梅

Morella rubra Lour.

科属： 杨梅科杨梅属

形态特征： 常绿乔木。叶革质，无毛，生存至2年脱落，常密集于小枝上端部分。花雌雄异株。雄花序单独或数条丛生于叶腋，雌花序常单生于叶腋。核果球状，外表面具乳头状凸起，外果皮肉质，多汁液及树脂，味酸甜，成熟时深红色或紫红色。4月份开花，6～7月份果实成熟。

生长习性： 喜温暖气候，喜酸性土壤，适应性强。

药用功效： 根、树皮及果实入药。根、树皮：散瘀止血、止痛。果：生津止渴。

观赏价值： 树冠圆球形，分枝紧凑，枝叶扶疏，夏季绿叶丛中红果累累，十分美观，是庭院中的优质绿化树种和特色果树。

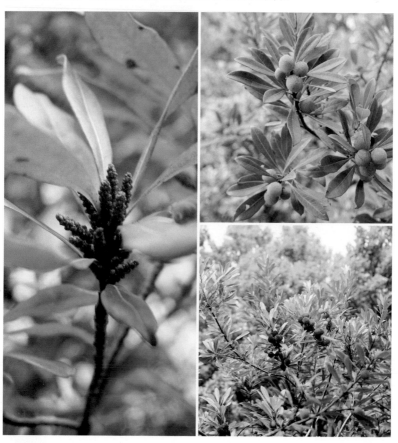

75. 银杏

Ginkgo biloba L.

科属：银杏科银杏属

形态特征：落叶大乔木。叶扇形，在短枝上簇生，在长枝上散生，淡绿色，秋天转金黄色。雌雄异株，果实核果状。花期 3 ～ 4 月份，种子 9 ～ 10 月份成熟。

生长习性：喜光，对气候、土壤的适应性较宽。

药用功效：果入药，敛肺定喘、止带缩尿。

观赏价值：树形优美，春夏季叶色嫩绿，秋季变成黄色，颇为美观，可作庭园树及行道树。

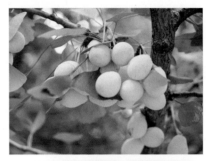

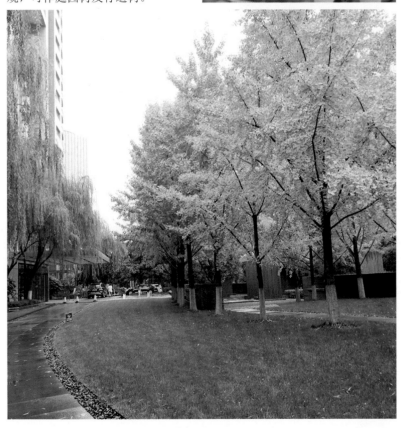

76. 柚

Citrus maxima (Burm.) Merr.

科属： 芸香科柑橘属

形态特征： 常绿乔木。叶质颇厚，色浓绿，阔卵形或椭圆形。总状花序，有时兼有腋生单花，花蕾淡紫红色，稀乳白色。果圆球形、扁圆形、梨形或阔圆锥状，淡黄或黄绿色，杂交种有朱红色的。花期4～5月份，果期9～12月份。

生长习性： 喜温暖、湿润气候，不耐干旱。

药用功效： 果实入药，止咳平喘、清热化痰、健脾消食、解酒除烦。

观赏价值： 主杆通直、叶大、树冠齐整，一般用于行道树、小区绿化、园林点缀及"四旁"绿化。

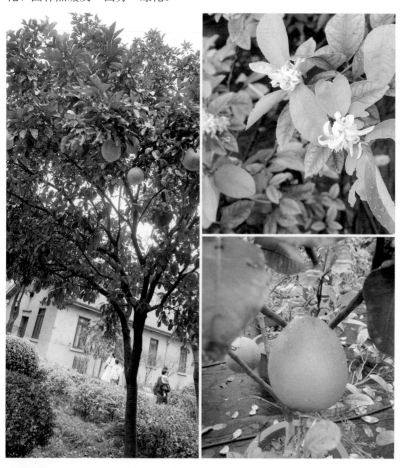

77. 榆树（榆）

Ulmus pumila L.

科属： 榆科榆属

形态特征： 落叶乔木，在干瘠之地长成灌木状。叶椭圆状卵形、长卵形、椭圆状披针形或卵状披针形。花先叶开放，在去年生枝的叶腋成簇生状。翅果近圆形，稀倒卵状圆形，果核部分位于翅果的中部。花果期3～6月份（东北地区较晚）。

生长习性： 喜光，耐寒，抗旱，能适应干冷气候。

药用功效： 果实、叶、树皮、根入药，安神健脾。

观赏价值： 树干通直，树形高大，绿荫较浓，是城市绿化的重要树种，可作行道树、庭荫树、防护林及"四旁"绿化，也可制作盆景。

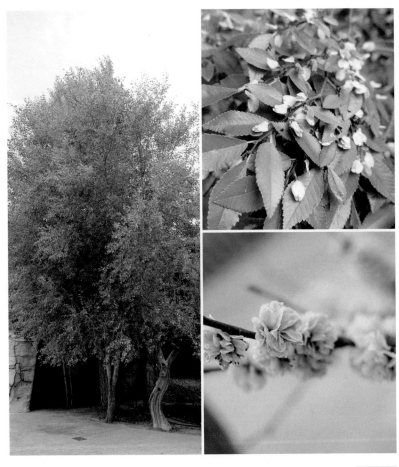

78. 玉兰（白玉兰）

Yulania denudata (Desr.) D. L. Fu

科属：木兰科玉兰属

形态特征：落叶乔木。叶纸质，倒卵形、宽倒卵形或倒卵状椭圆形。花先叶开放，花被片白色，基部常带粉红色。聚合果圆柱形（在庭园栽培中常因部分心皮不育而弯曲），蓇葖厚木质。花期2～3月份（亦常于7～9月份再开一次花），果期8～9月份。

生长习性：喜温暖湿润的环境，对温度变化非常敏感。

药用功效：花蕾入药，散风寒、通鼻窍。

观赏价值：花洁白清香、夏秋间开放，花期长，叶色浓绿，为著名的庭园观赏树种，多栽为行道树。

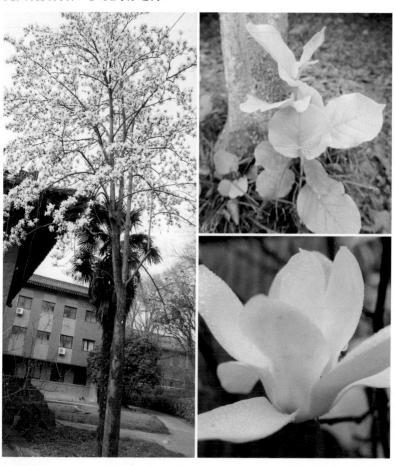

79. 元宝槭（元宝枫）

Acer truncatum Bunge

科属： 无患子科槭属

形态特征： 落叶乔木。叶纸质，常 5 裂。花黄绿色，杂性，雄花与两性花同株，常呈无毛的伞房花序，花瓣淡黄色或淡白色。翅果嫩时淡绿色，成熟时淡黄色或淡褐色，常呈下垂的伞房果序，小坚果压扁状。花期4 月份，果期 8 月份。

生长习性： 温带阳性树种，喜阳光充足的环境，但怕高温暴晒。

药用功效： 根皮入药，祛风除湿。

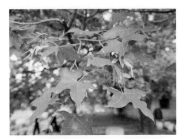

观赏价值： 树冠浓荫，树姿优美，叶形秀丽，嫩叶红色，秋季树叶又变成橙黄色或红色，是重要的秋色红叶树种。在堤岸、湖边、草地及建筑附近配植皆甚雅致，也可在荒山造林或营造风景林中作伴生树种。

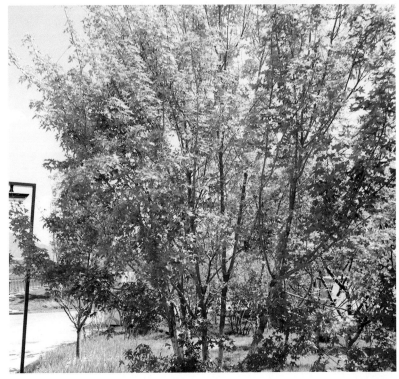

80. 圆柏（桧柏）

Juniperus chinensis L.

科属： 柏科刺柏属

形态特征： 常绿乔木。叶二型，即刺叶及鳞叶；刺叶生于幼树之上，老龄树则全为鳞叶，壮龄树兼有刺叶与鳞叶。雌雄异株，稀同株。球果近圆球形，两年成熟，熟时暗褐色，被白粉或白粉脱落。花期 4 月份，翌年 11 月份果熟

生长习性： 喜光，喜温凉、温暖气候及湿润土壤。

药用功效： 枝叶入药，能祛风散寒，活血消肿、利尿。

观赏价值： 冬夏常绿，抗寒抗旱性强，耐修剪，宜造型，是园林绿化、美化环境的首选树种。

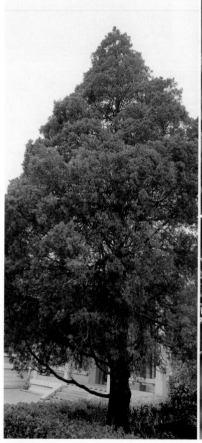

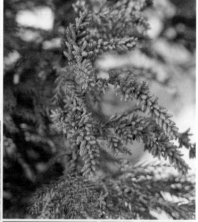

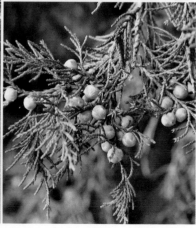

81. 枣

Ziziphus jujuba Mill.

科属： 鼠李科枣属

形态特征： 落叶小乔木，稀灌木。叶纸质，卵形，卵状椭圆形，或卵状矩圆形。花黄绿色，两性。核果矩圆形或长卵圆形，成熟时红色，后变红紫色，中果皮肉质，厚，味甜。花期5～7月份，果期8～9月份。

生长习性： 喜光，适应性强，喜干冷气候，耐湿热。

药用功效： 果实和根皮入药。果实：补脾胃、益气血、安心神。根皮：涩肠止泻、镇咳止血。

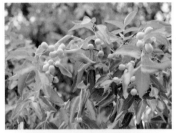

观赏价值： 枝干劲拔，翠叶垂荫，果实累累，宜在庭院、路旁散植或成片栽植，亦是结合生产的好树种。其老根可制作树桩盆栽。

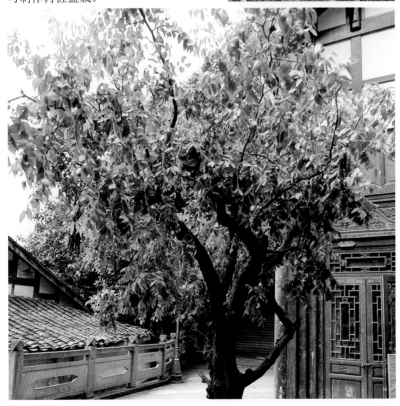

82. 皂荚

Gleditsia sinensis Lam.

科属：豆科皂荚属

形态特征：落叶乔木或小乔木。叶为一回羽状复叶，小叶纸质。花杂性、黄白色，组成总状花序。荚果带状，劲直或扭曲，果肉稍厚，两面鼓起。花期 3 ～ 5 月份；果期 5 ～ 12 月份。

生长习性：喜光，稍耐阴，喜温暖湿润气候，有一定的耐寒能力，对土壤要求不严。

药用功效：荚、子、刺均可入药，祛痰通窍、镇咳利尿、消肿排脓、杀虫治癣。

观赏价值：冠大荫浓，寿命较长，非常适宜作庭荫树及"四旁"绿化树种。

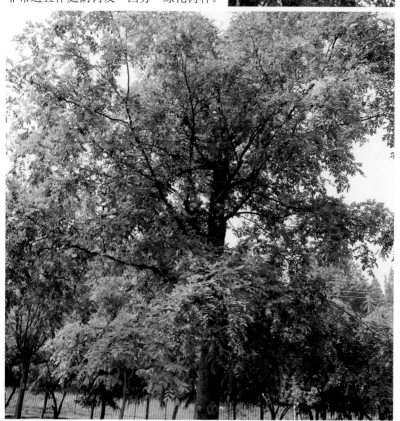

83. 梓（梓树）

Catalpa ovata G. Don

科属： 紫葳科梓属

形态特征： 落叶乔木。叶对生或近于对生，有时轮生，阔卵形。顶生圆锥花序，花黄白色，花冠喉部内面具 2 条黄色级及紫色细斑点。蒴果线形，下垂。

生长习性： 喜光，喜温暖，也能耐寒，适应性较强。

药用功效： 果实、树白皮和根白皮入药。果实：利尿，消肿。皮：利湿热，杀虫。

观赏价值： 树体端正，冠幅开展，叶大荫浓，春夏黄花满树，秋冬荚果悬挂，可作行道树、绿化树种。

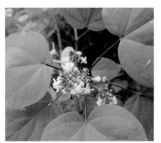

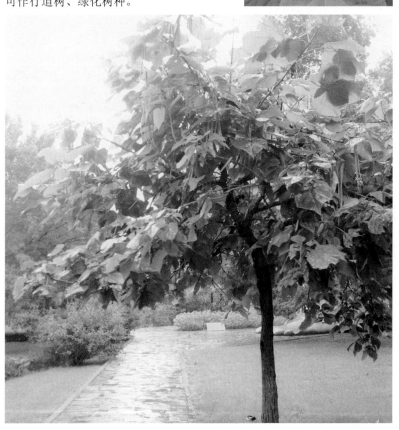

84. 棕榈

Trachycarpus fortunei (Hook.) H. Wendl.

科属： 棕榈科棕榈属

形态特征： 常绿乔木。叶片呈 3/4 圆形或者近圆形，深裂，呈具皱褶的线状剑形。花序粗壮，多次分枝，从叶腋抽出，通常是雌雄异株。果实阔肾形，成熟时由黄色变为淡蓝色，有白粉。花期 4 月份，果期 12 月份。

生长习性： 喜温暖湿润的环境，耐寒性强，较耐阴。

药用功效： 叶鞘纤维入药，收敛止血、止痢止带。

观赏价值： 挺拔秀丽，一派南国风光，适应能力强，是园林结合生产的理想树种，又是工厂绿化优良树种。可列植、丛植或成片栽种，也常用盆栽或桶栽作室内或建筑前装饰及布置会场之用。

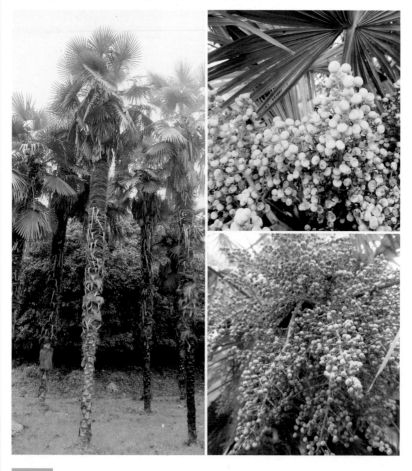

85. 常春藤

Hedera nepalensis K. Koch var. *sinensis* (Tobl.) Rehd.

科属： 五加科常春藤属

形态特征： 常绿攀援灌木。叶片革质，在不育枝上通常为三角状卵形或三角状长圆形，稀三角形或箭形。伞形花序单个顶生，或 2～7 个总状排列或伞房状排列成圆锥花序，花淡黄白色或淡绿白色，芳香。果实球形，红色或黄色。花期 9～11 月份，果期次年 3～5 月份。

生长习性： 喜阳光充足、暖和、潮湿的环境。

药用功效： 全株入药，祛风利湿、活血消肿。

观赏价值： 叶形美丽，四季常青，在南方各地常作垂直绿化使用。多栽植于假山旁、墙根，让其自然附着垂直或覆盖生长，起到装饰美化环境的效果。也可用来遮盖花园的壁面，使花园景观更加自然美丽。

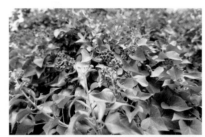

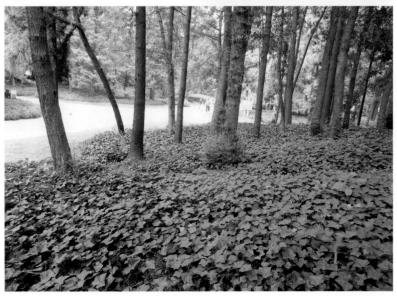

86. 臭牡丹

Clerodendrum bungei Steud.

科属： 唇形科大青属

形态特征： 落叶灌木。叶片纸质，宽卵形或卵形，基部脉腋有数个盘状腺体。伞房状聚伞花序顶生，密集，花冠淡红色、红色或紫红色。核果近球形，成熟时蓝黑色。花果期5～11月份。

生长习性： 喜阳光充足和湿润环境，适应性强。

药用功效： 根、茎、叶入药，祛风解毒、消肿止痛。

观赏价值： 叶子较大且呈绿色，花序稠密鲜艳，花期较长，既适合在园林和庭院中种植，也可作地被植物及绿篱栽培，花枝可用来插花。

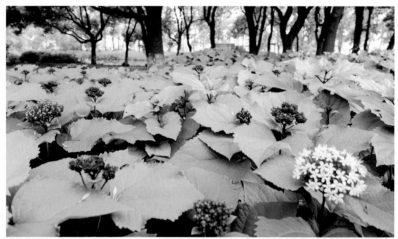

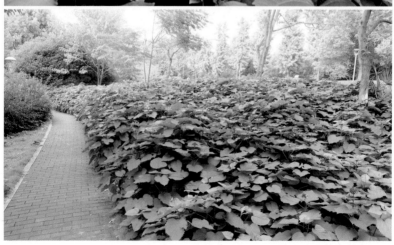

87. 单叶蔓荆

Vitex rotundifolia Linnaeus f.

科属： 唇形科牡荆属

形态特征： 落叶灌木，罕为小乔木。茎匍匐，节处常生不定根。单叶对生，叶片倒卵形或近圆形。圆锥花序顶生，花冠淡紫色或蓝紫色。核果近圆形，成熟时黑色。花期 7～8 月份，果期 8～10 月份。

生长习性： 喜阳光充足、温暖湿润的气候和环境，对土壤要求不高。

药用功效： 果实入药，发散风热、清利头目。

观赏价值： 花期长，花量大，夏季盛花期极富观赏价值，在园林绿化中，可孤植观赏，也可用于防风固沙，群植形成庞大的群落，覆盖丘陵薄地、瓦砾劣土。

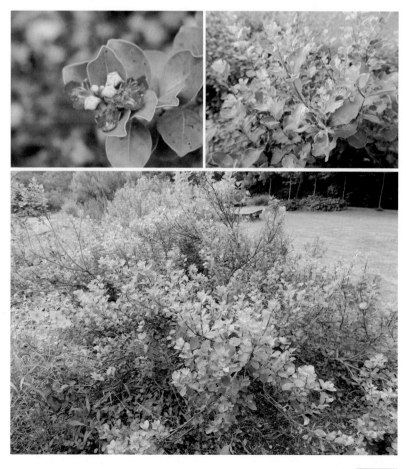

88. 扶芳藤

Euonymus fortunei (Turcz.) Hand.-Mazz.

科属：卫矛科卫矛属

形态特征：常绿藤本灌木。叶薄革质，椭圆形、长方椭圆形或长倒卵形。聚伞花序，花白绿色。蒴果粉红色，果皮光滑，近球状。花期 6 月份，果期 10 月份。

生长习性：喜温暖、湿润环境，喜阳光，亦耐阴。

药用功效：茎叶入药，舒筋活络、止血消瘀。

观赏价值：是地面覆盖的最佳绿化观叶植物之一，夏季黄绿相间，如绿色的海洋泛起金色的波浪，到了秋冬季，叶色艳红，又成了一片红海洋。

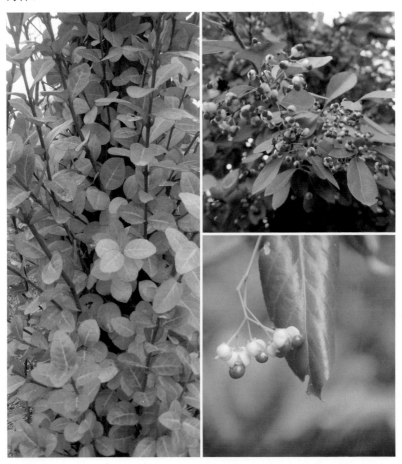

89. 杠柳

Periploca sepium Bunge

科属：夹竹桃科杠柳属

形态特征：落叶蔓性灌木。具乳汁，除花外，全株无毛。叶卵状长圆形，叶面深绿色，叶背淡绿色。聚伞花序腋生，花冠紫红色。蓇葖果圆柱状，具有纵条纹。花期5～6月份，果期7～9月份。

生长习性：喜光，耐旱，耐寒，耐盐碱。

药用功效：根皮、茎皮入药，祛风湿、壮筋骨、强腰膝。

观赏价值：茎叶光滑无毛，花紫红，观赏效果好。宜作园林绿地、庭院及风景区的假山、棚架、篱垣、木桩、林缘地带垂直绿化植物，亦可作地被材料。

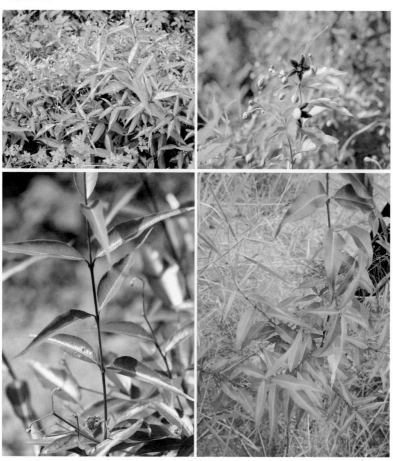

90. 枸骨

Ilex cornuta Lindl. & Paxton

科属：冬青科冬青属

形态特征：常绿灌木或小乔木。叶片厚革质，二型，四角状长圆形或卵形。花序簇生于二年生枝的叶腋内，花淡黄色。果球形，成熟时鲜红色。花期4～5月份，果期10～12月份。

生长习性：喜温暖而湿润的气候，较耐寒。

药用功效：根、枝叶和果入药。根和枝叶：祛风、清热解毒、凉血、补肝肾、健腰膝。果实：固涩下焦。

观赏价值：枝叶稠密，叶形奇特，深绿光亮，入秋红果累累，经冬不凋，鲜艳美丽，是良好的观叶、观果树种。宜作基础种植及岩石园材料，也可孤植于花坛中心或对植于前庭、路口，或丛植于草坪边缘。同时又是很好的绿篱（兼有果篱、刺篱的效果）及盆栽材料，选其老桩制作盆景亦别有风趣。果枝可供瓶插，经久不凋。

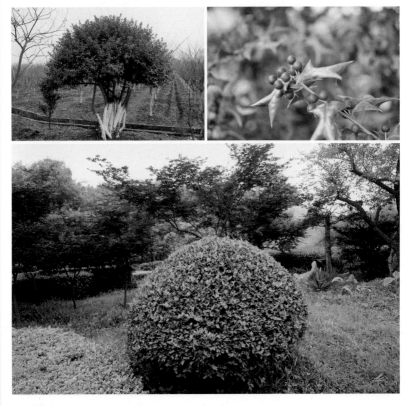

91. 枸杞

Lycium chinense Miller

科属： 茄科枸杞属

形态特征： 多分枝落叶灌木。叶纸质或栽培种叶质稍厚，单叶互生或2～4枚簇生，卵形、卵状菱形、长椭圆形、卵状披针形。花在长枝上单生或双生于叶腋，在短枝上则同叶簇生。浆果红色，卵状，栽培者可呈长矩圆状或长椭圆状。花果期6～11月份。

生长习性： 喜阴冷，适应性强，耐寒能力强。

药用功效： 根皮（地骨皮）、嫩茎叶（枸杞叶）入药。地骨皮：清虚热、泻肺火、凉血。茎叶：补虚益精、清热明目。

观赏价值： 树形婀娜，叶翠绿，花淡紫，果实鲜红，是很好的盆景观赏植物。

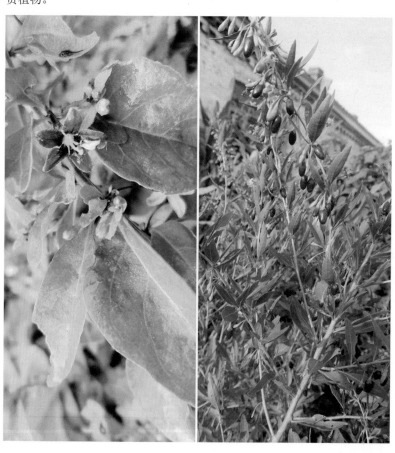

92.海滨木槿

Hibiscus hamabo Sieb. &Zucc.

科属： 锦葵科木槿属

形态特征： 落叶灌木或小乔木。叶阔倒卵形或椭圆形，两面密被灰白色星状毛。花单生于枝端叶腋，金黄色，后变橘红色，内面基部深红色。蒴果倒卵形，密生褐色硬毛。花期7～10月份；果熟期10～11月份。

生长习性： 喜光，耐高温，对土壤的适应力较强。

药用功效： 叶、果、根、花和皮均可入药，清热，利湿，凉血。

观赏价值： 枝叶浓密，花色金黄，大且艳丽，花期长，入秋后叶片变红，季相变化明显，是优良的观花观叶园林植物，可用于公园、广场、庭园、住宅小区等绿化，也是花篱、花境的优秀植物材料。

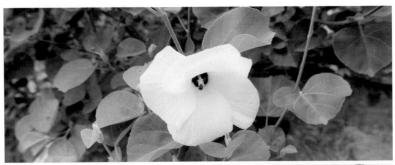

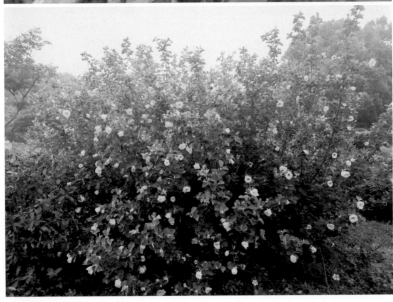

93. 海桐

Pittosporum tobira (Thunb.) Ait.

科属：海桐科海桐属

形态特征：常绿灌木或小乔木。叶聚生于枝顶，二年生，革质。伞形花序或伞房状伞形花序顶生或近顶生，花白色，有芳香，后变黄色。蒴果圆球形，有棱或呈三角形。

生长习性：喜光，略耐阴，喜温暖、湿润气候。

药用功效：根、叶、皮、种子均可入药。根：祛风活络，散瘀止痛。叶：解毒，止血。种子：涩肠固精。

观赏价值：树形美观，枝叶茂盛，叶常青且有光泽，花香，种子鲜红，适合在庭院、路边绿篱栽植。

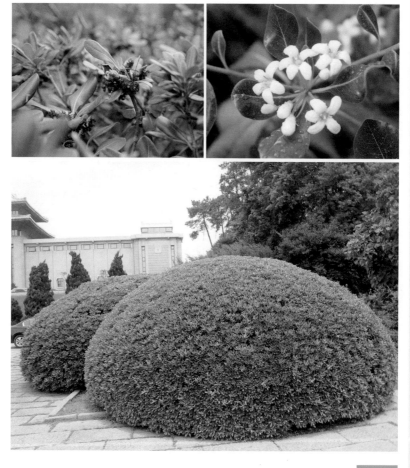

94. 海州常山

Clerodendrum trichotomum Thunb.

科属： 唇形科大青属

形态特征： 落叶灌木或小乔木。叶片纸质，卵形、卵状椭圆形或三角状卵形。伞房状聚伞花序顶生或腋生，通常二歧分枝，花香，花冠白色或带粉红色。核果近球形，成熟时外果皮蓝紫色。花果期 6 ～ 11 月份。

生长习性： 喜光，喜凉爽、湿润气候。

药用功效： 嫩枝及叶入药，祛风湿。

观赏价值： 花序大，花果美丽，一株树上花果共存，白、红、蓝紫，色泽亮丽，花果期长，植株繁茂，为良好的观花、观果植物，是园林观赏布置的首选植物之一。

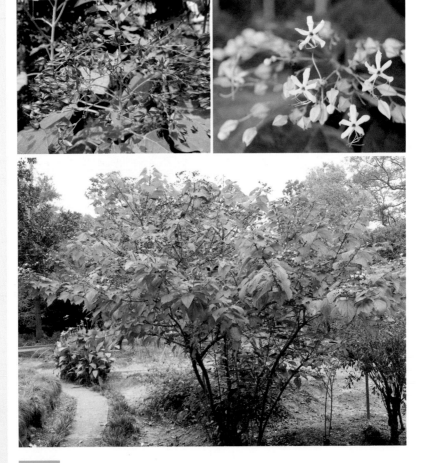

95. 含笑花（含笑）

Michelia figo (Lour.) Spreng.

科属：木兰科含笑属

形态特征：常绿灌木。叶革质，狭椭圆形或倒卵状椭圆形。花直立，淡黄色而边缘有时红色或紫色，具甜浓的芳香。聚合果蓇葖卵圆形或球形，顶端有短尖的喙。花期3～5月份，果期7～8月份。

生长习性：喜温暖湿润气候，喜半阴。

药用功效：花入药，解毒、降脂、安神益气。

观赏价值：花姿优美、花色洁白、香气浓郁，多用于庭园造景，也可盆栽观赏。

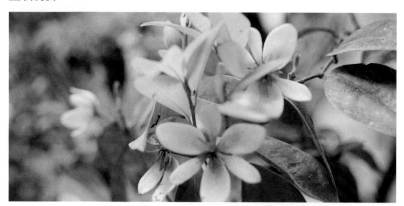

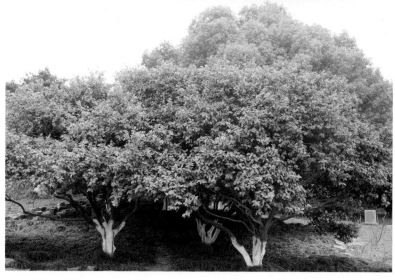

96. 胡颓子

Elaeagnus pungens Thunb.

科属： 胡颓子科胡颓子属

形态特征： 常绿直立灌木。叶革质，椭圆形或阔椭圆形，稀矩圆形。花白色或淡白色，下垂，密被鳞片，1～3花生于叶腋锈色短小枝上。果实椭圆形，幼时被褐色鳞片，成熟时红色，果核内面具白色丝状棉毛。花期9～12月份，果期次年4～6月份。

生长习性： 喜高温、湿润气候。

药用功效： 根、叶和果入药。根：祛风利湿、行瘀止血。叶：止咳平喘。果：消食止痢。

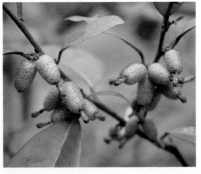

观赏价值： 四季常绿，枝条密集交错，叶背银色，花芳香，红果下垂，宜配花丛或林缘，还可作为绿篱种植。主干自然变化多，形态美观，是优良树桩盆景材料。

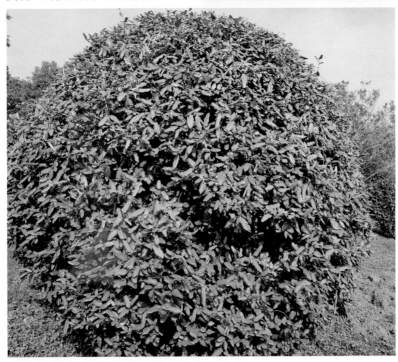

97. 胡枝子

Lespedeza bicolor Turcz.

科属： 豆科胡枝子属

形态特征： 直立落叶灌木。羽状复叶具 3 小叶，小叶质薄，卵形、倒卵形或卵状长圆形。总状花序腋生，比叶长，常构成大型、较疏松的圆锥花序，花冠红紫色，极稀白色。荚果斜倒卵形，稍扁。花期 7 ～ 9 月份，果期 9 ～ 10 月份。

生长习性： 喜光，耐阴，耐寒，耐干旱，耐瘠薄。

药用功效： 枝叶入药，清热润肺、利尿通淋、止血。

观赏价值： 枝条披垂，花期较晚，淡雅秀丽，园林中常栽培观赏。

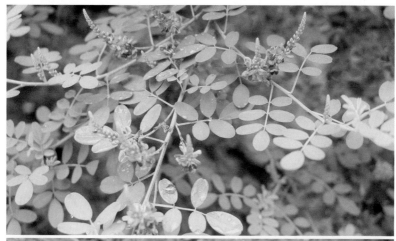

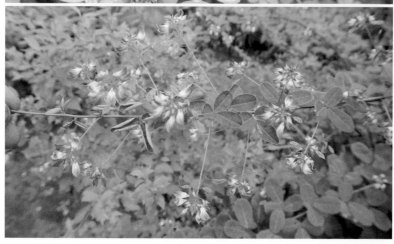

98. 火棘

Pyracantha fortuneana (Maxim.) Li

科属： 蔷薇科火棘属

形态特征： 常绿灌木。叶片倒卵形或倒卵状长圆形，两面皆无毛。花集成复伞房花序，花瓣白色。果实近球形，橘红色或深红色。花期3～5月份，果期8～11月份。

生长习性： 喜强光，耐贫瘠，抗干旱。

药用功效： 果实、根及叶入药。果：消积止痢，活血止血。根：清热凉血。叶：清热解毒。

观赏价值： 树形优美，夏有繁花，秋有红果，果实存留枝头甚久，是一种良好的观叶、观花、观果的植物。在庭院中作绿篱以及园林造景材料，在路边可以用作绿篱。

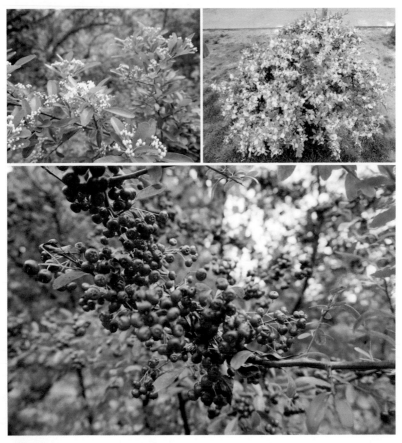

99. 接骨木

Sambucus williamsii Hance

科属：荚蒾科接骨木属

形态特征：落叶灌木或小乔木。羽状复叶有小叶，叶搓揉后有臭气。花与叶同出，圆锥形聚伞花序顶生，花冠蕾时带粉红色，开后白色或淡黄色。果实红色，极少蓝紫黑色，卵圆形或近圆形。花期一般 4～5 月份，果熟期 9～10 月份。

生长习性：适应性较强，对气候要求不严，喜向阳，但又稍耐荫蔽。

药用功效：茎枝、叶、花、根或根皮均可入药。茎枝：祛风利湿、活血、止血。叶：活血、舒筋、止痛、利湿。花：发汗利尿。根：祛风除湿，活血舒筋，利尿消肿。

观赏价值：枝叶繁茂，春季白花满树，夏秋红果累累，经久不落。宜植于草坪、林缘或水边，用于点缀秋景，也是工厂绿化的好材料。

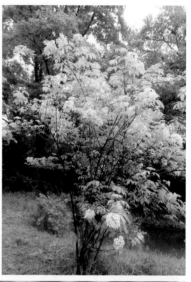

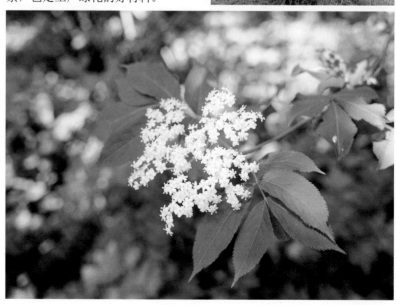

100. 结香

Edgeworthia chrysantha Lindl.

科属： 瑞香科结香属

形态特征： 落叶灌木。叶在花前凋落，长圆形，披针形至倒披针形，两面均被银灰色绢状毛。头状花序顶生或侧生，花芳香。果椭圆形，绿色，顶端被毛。花期冬末春初，果期春夏间。

生长习性： 喜半阴，温暖的气候。

药用功效： 全株入药，舒筋活络、消炎止痛。

观赏价值： 姿态优雅，柔枝可打结，十分惹人喜爱，适植于庭前、路旁、水边、石间、墙隅。结香树冠球形，枝叶美丽，枝条柔软，弯之可打结而不断，常修整成各种形状，非常适合盆栽观赏。

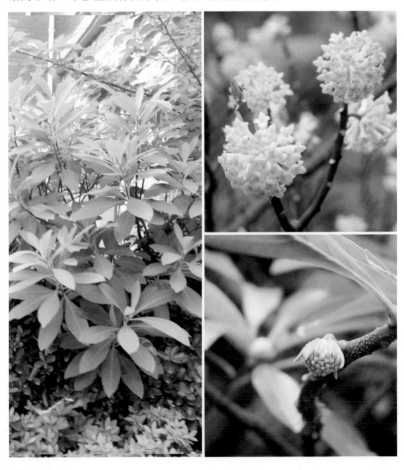

101.金丝梅

Hypericum patulum Thunb. ex Murray

科属： 金丝桃科金丝桃属

形态特征： 半常绿或常绿灌木。叶具柄，叶片披针形或长圆状披针形至卵形或长圆状卵形。花自茎顶端第1～2节生出，伞房状，花瓣金黄色，无红晕。蒴果宽卵珠形。花期6～7月份，果期8～10月份。

生长习性： 中等喜光，有一定耐寒能力，喜湿润土壤。

药用功效： 全株入药，清热利湿解毒、疏肝通络、祛瘀止痛。

观赏价值： 春季嫩叶黄绿色，秋后叶缘发红，叶面绿色，花朵金黄色，花蕊像金丝，花期长，观赏价值高，是城市园林绿化美化的优选植物。适于在公园、草坪、门庭、花坛及假山旁栽植。

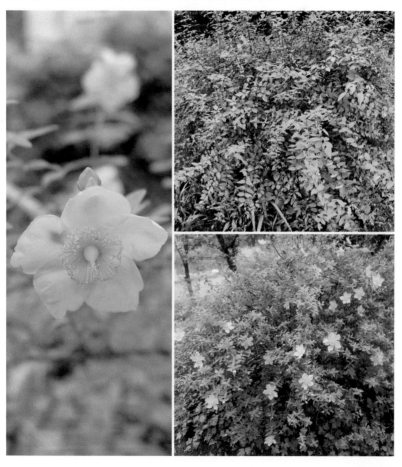

102. 金丝桃

Hypericum monogynum L.

科属： 金丝桃科金丝桃属

形态特征： 半常绿灌木。叶对生，倒披针形或椭圆形至长圆形，或较稀为披针形至卵状三角形或卵形。花自茎端第1节生出，疏松的近伞房状，有时亦自茎端1～3节生出，花瓣金黄色至柠檬黄色，无红晕。蒴果宽卵珠形或稀为卵珠状圆锥形至近球形。花期5～8月份，果期8～9月份。

生长习性： 喜温暖湿润的环境，耐寒。

药用功效： 全草入药，清热解毒、祛风湿、消肿。

观赏价值： 花叶秀丽，花期长，花冠如桃花，雄蕊金黄色，细长如金丝，绚丽可爱。叶子很美丽，长江以南冬夏常青，是南方庭院中常见的观赏花木。常植于庭院、假山旁及路旁，或点缀草坪。华北多盆栽室内观赏，也可作切花材料。

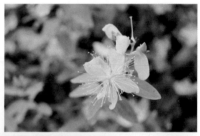

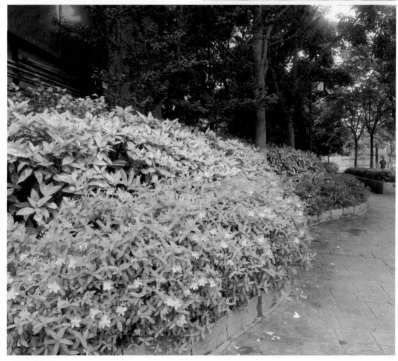

103. 金银忍冬（金银木）

Lonicera maackii (Rupr.) Maxim.

科属： 忍冬科忍冬属

形态特征： 落叶灌木。叶纸质，形状变化较大，通常卵状椭圆形至卵状披针形。花芳香，生于幼枝叶腋，花冠先白色后变黄色。果实暗红色，圆形。花期5～6月份，果熟期8～10月份。

生长习性： 喜光，耐半阴，耐旱，耐寒，适应性强。

药用功效： 花及茎叶入药，祛风、清热、解毒。

观赏价值： 枝叶繁茂，春花洁白，芳香，秋果红艳密集于枝梢，多作为观赏风景树植于草坪、园路、林缘及庭园。

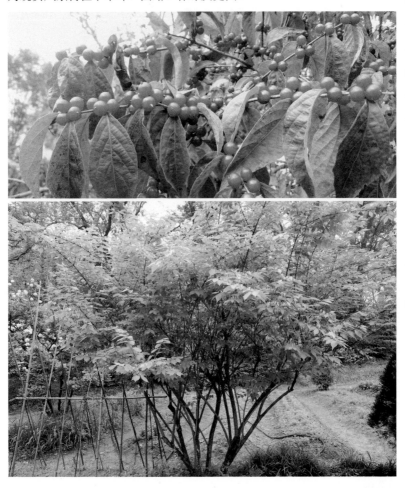

104. 金樱子

Rosa laevigata Michx.

科属：蔷薇科蔷薇属

形态特征：常绿攀援灌木。小叶革质，椭圆状卵形、倒卵形或披针状卵形。花单生于叶腋，花瓣白色。果梨形、倒卵形，稀近球形，紫褐色，外面密被刺毛。花期4～6月份，果期7～11月份。

生长习性：喜温暖干燥的气候。

药用功效：果实入药，固精缩尿、固崩止带、涩肠止泻。

观赏价值：四季常青，花姿优美且香，适合栽种在园林或者庭院中观赏，也可作盆栽。

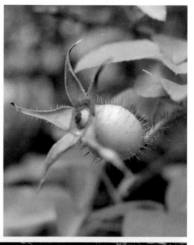

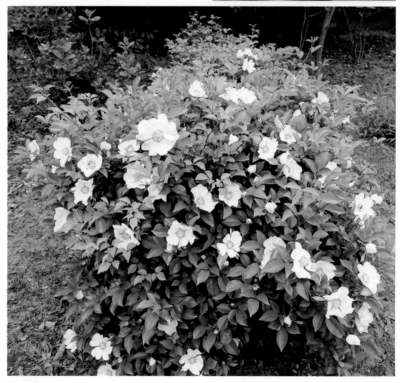

105. 锦带花（锦带）

Weigela florida (Bunge) A. DC.

科属：忍冬科锦带花属

形态特征：落叶灌木。叶矩圆形、椭圆形至倒卵状椭圆形，顶端渐尖。花单生或成聚伞花序生于侧生短枝的叶腋或枝顶，花冠紫红色或玫瑰红色。果实顶有短柄状喙，疏生柔毛。花期4～6月份。

生长习性：喜光，耐阴，耐寒，怕涝。

药用功效：花入药，清热解毒、活血止痛。

观赏价值：花枝叶茂密，花色艳丽，花期长。开花时灿烂无比，犹如一条美丽的锦带。宜丛植、密植于排水良好之地作隔离带或花篱，单株盆栽亦有一定的观赏价值，是华北地区、东北地区的主要花种。

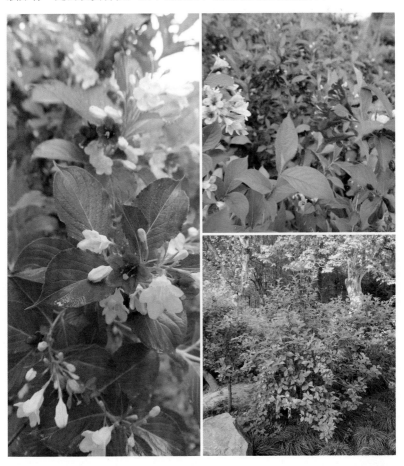

106. 锦鸡儿

Caragana sinica (Buc'hoz) Rehd.

科属：豆科锦鸡儿属

形态特征：落叶灌木。托叶三角形，硬化成针刺，小叶羽状，有时假掌状，厚革质或硬纸质。花单生，花冠黄色，常带红色。荚果圆筒状。花期 4～5 月份，果期 7 月份。

生长习性：喜光耐寒，喜爱温暖的环境。

药用功效：根皮入药，祛风活血、舒筋、除湿利尿、止咳化痰。

观赏价值：花朵鲜艳，状如蝴蝶的花蕾，盛开时呈现黄红色，展开的花瓣状如金雀，极为美丽。从广大的北亚热带到热带，最适宜于园林庭院作绿化美化栽培。同时，其中一些小叶矮化品种，还是制作树桩盆景的好材料。

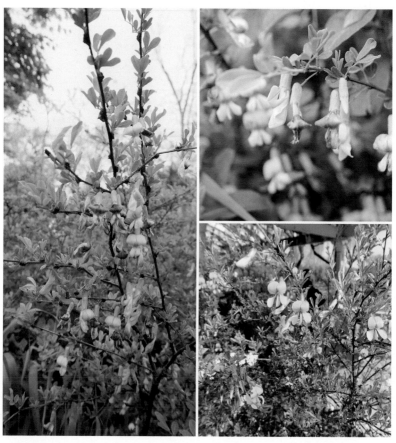

107. 蜡梅（腊梅）

Chimonanthus praecox (L.) Link

科属：蜡梅科蜡梅属

形态特征：落叶灌木。叶纸质至近革质，卵圆形、椭圆形、宽椭圆形至卵状椭圆形，有时长圆状披针形。花着生于第二年生枝条叶腋内，先花后叶，芳香。果托近木质化，坛状或倒卵状椭圆形，口部收缩，并具有钻状披针形的被毛附生物。花期11月份至翌年3月份，果期4～11月份。

生长习性：喜阳光，能耐阴，忌渍水。

药用功效：根、叶和花入药。根、叶：理气止痛、散寒解毒。花：解暑生津。

观赏价值：植株姿态优美，花开清素，香气清幽淡雅，有极高的观赏价值。可以与各种绿植混合栽种，或与假山相配植，或制作古桩盆景以及用于插花艺术等，为园林景观增加色彩与魅力。

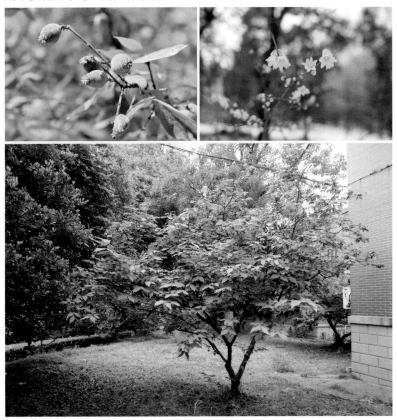

108. 连翘

Forsythia suspensa (Thunb.) Vahl

科属: 木樨科连翘属

形态特征: 落叶灌木,枝条髓心中空。叶通常为单叶,或 3 裂至三出复叶,叶片卵形、宽卵形或椭圆状卵形至椭圆形。花通常单生或 2 至数朵着生于叶腋,先于叶开放,金黄色。蒴果卵球形。花期 3 ～ 4 月份,果熟期 8 ～ 9 月份。

生长习性: 喜光,可耐半阴。喜温湿气候,耐寒。

药用功效: 果实入药,清热解毒、消肿止痛。

观赏价值: 早春先叶开花,枝繁花密,满枝金黄色,十分艳丽而引人注目,是我国北方优良的报春花木。宜配植于宅旁、亭角、墙隅及路边,或带状栽植成花篱。如能以深色常绿树为背景配植,则景观效果尤佳。

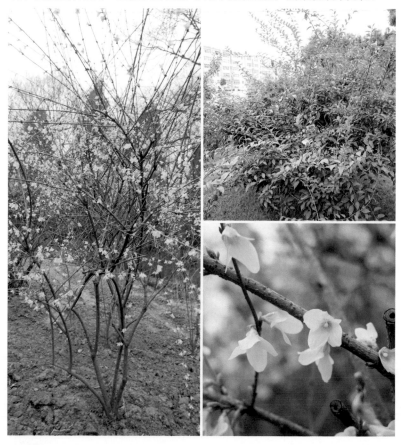

109. 流苏树

Chionanthus retusus Lindl. et Paxt.

科属：木樨科流苏树属

形态特征：落叶灌木或乔木。叶片革质或薄革质，长圆形、椭圆形或圆形，有时卵形或倒卵形至倒卵状披针形。聚伞状圆锥花序，顶生于枝端。果椭圆形，被白粉，呈蓝黑色或黑色。花期3～6月份，果期6～11月份。

生长习性：喜阳，耐寒，忌积水，耐旱。

药用功效：嫩芽和叶子入药，消暑止渴。

观赏价值：树形高大优美，春季观花、夏季遮阳、秋季看果，在园林绿化中广泛用作庭荫树、"四旁"树、行道树、观赏树栽种，还可以制作盆景。

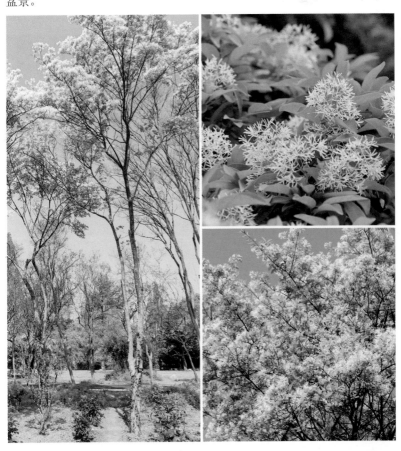

110. 玫瑰

Rosa rugosa Thunb.

科属：蔷薇科蔷薇属

形态特征：直立落叶灌木，有皮刺。小叶片椭圆形或椭圆状倒卵形，边缘有尖锐锯齿。花单生于叶腋，或数朵簇生，花瓣重瓣至半重瓣，芳香，紫红色至白色。果扁球形，砖红色，肉质。花期5～6月份，果期8～9月份。

生长习性：喜阳光充足，耐寒，耐旱。

药用功效：花蕾（玫瑰花）、花的蒸馏液（玫瑰露）、根入药。花：理气解郁、和血调经。玫瑰露：和中、养颜泽发。根：活血、调经、止带。

观赏价值：花形秀美，色彩鲜艳，香气宜人，适合栽植于花台和庭院。可以作花篱、花境、大型花坛和布置专类玫瑰园，又是很好的盆栽花卉，还可作切花、插花，制作花篮、花环。

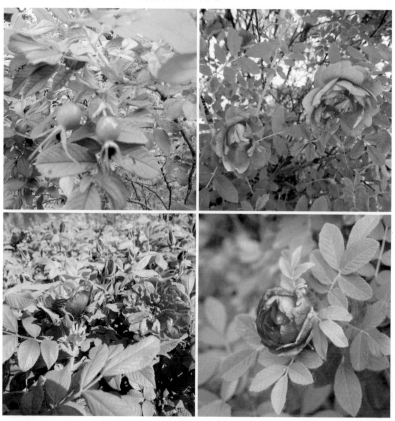

111. 迷迭香

Rosmarinus officinalis L.

科属： 唇形科迷迭香属

形态特征： 常绿灌木。叶常在枝上丛生，具极短的柄或无柄，叶片线形。花对生，少数聚集在短枝的顶端组成总状花序，花冠蓝紫色。花期11月份。

生长习性： 喜温暖气候，喜日照充足的环境。

药用功效： 全草入药，发汗、健脾、安神、止痛。

观赏价值： 株形美观大方，枝叶密集，线形的革质叶片翠绿可爱、稍具光泽，全株散发着怡人的清香，花姿清秀雅丽，花叶俱美，花期长，是近年来很受欢迎的芳香植物，也是优良的盆栽花卉。

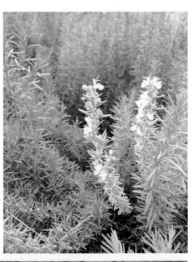

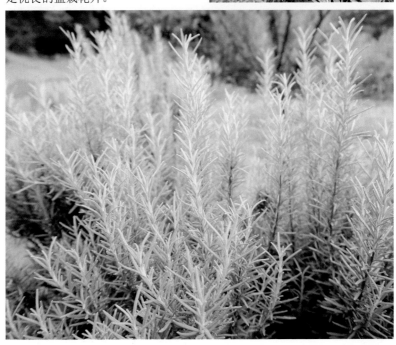

112. 密蒙花

Buddleja officinalis Maxim.

科属： 玄参科醉鱼草属

形态特征： 落叶灌木。叶对生，叶片纸质，狭椭圆形、长卵形、卵状披针形或长圆状披针形。花多而密集，组成顶生聚伞圆锥花序，花冠紫堇色，后变白色或淡黄白色，喉部橘黄色。蒴果椭圆状，外果皮被星状毛。花期3～4月份，果期5～8月份。

生长习性： 喜温暖、湿润的环境。

药用功效： 干燥花蕾和花序入药，清热泻火、养肝明目、退翳。

观赏价值： 花序大型醒目，花芳香美丽，早春开花，四季常绿，适应性强，是优良的庭园观赏花木。

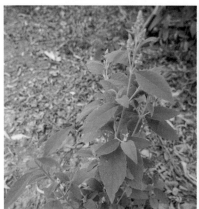
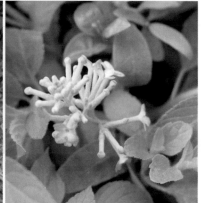

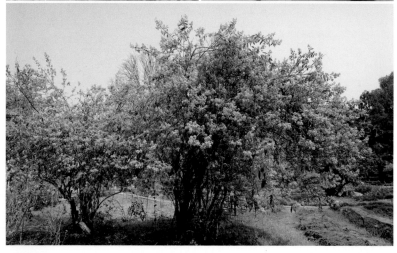

113. 牡丹

Paeonia × suffruticosa Andr.

科属： 芍药科芍药属

形态特征： 落叶灌木。二回三出复叶，顶生小叶宽卵形。花单生于枝顶，花瓣红紫或粉红色至白色。蓇葖果长圆形，密生黄褐色硬毛。花期 4～5 月份，果期 8～9 月份。

生长习性： 喜温暖、凉爽、干燥、阳光充足的环境。

药用功效： 根皮入药，清热凉血、活血化瘀。

观赏价值： 花大色艳，花姿绰约，富丽堂皇，国色天香，被人们称为"花王"，是我国最著名的观赏花木。多植于公园、庭院、花坛、草地中心、建筑物旁。常作专类花园，也是盆栽、切花、薰花的优良材料。

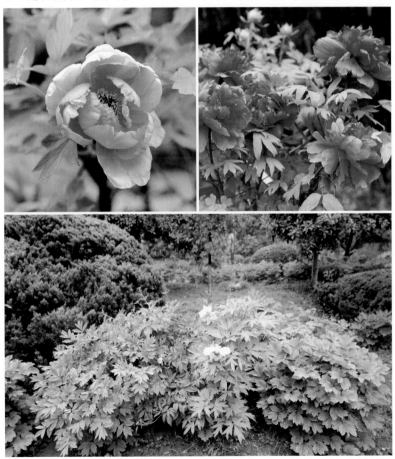

114. 牡荆

Vitex negundo var. *cannabifolia* (Sieb.et Zucc.) Hand.-Mazz.

科属：唇形科牡荆属

形态特征：落叶灌木或小乔木。叶对生，掌状复叶，小叶片披针形或椭圆状披针形。圆锥花序顶生，花冠淡紫色。果实近球形，黑色。花期6～7月份，果期8～11月份。

生长习性：喜光，耐阴，耐寒，对土壤要求适应性强。

药用功效：叶入药，解表化湿、祛痰平喘、解毒。

观赏价值：树姿优美，老桩形态古朴奇特，是树桩盆景的优良材料，也可以植在山坡、假山旁绿化观赏用。

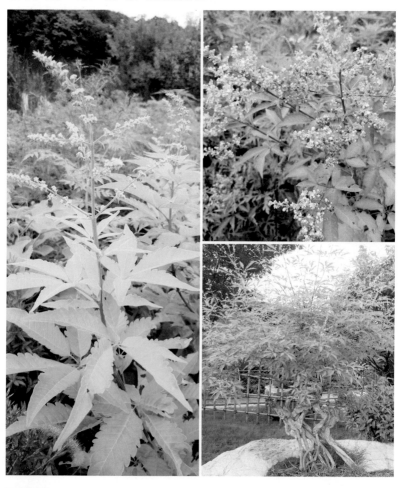

115. 木芙蓉

Hibiscus mutabilis L.

科属：锦葵科木槿属

形态特征：落叶灌木或小乔木。叶宽卵形至圆卵形或心形，裂片三角形。花单生于枝端叶腋间，花初开时白色或淡红色，后变深红色。蒴果扁球形，被淡黄色刚毛和绵毛。花期 8 ～ 10 月份。

生长习性：喜温暖湿润和阳光充足的环境，稍耐半阴。

药用功效：花、叶、根入药，清热解毒、消肿排脓、凉血止血。

观赏价值：晚秋开花，花期长，开花旺盛，品种多，其花色、花形随品种不同有丰富变化，是一种很好的观花树种。一年四季，各有风姿和妙趣，栽植于庭院、坡地、路边、林缘及建筑前，或栽作花篱，都很合适。在寒冷的北方也可盆栽观赏。

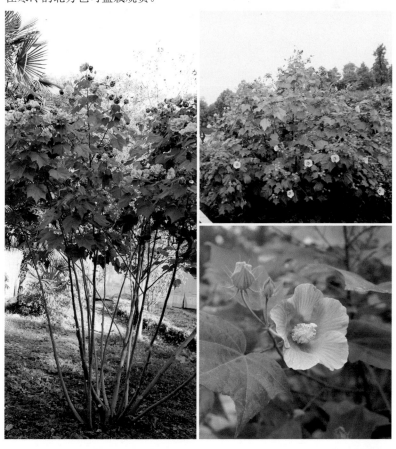

116. 木瓜海棠

Chaenomeles cathayensis (Hemsl.) Schneid.

科属： 蔷薇科木瓜海棠属

形态特征： 落叶灌木或小乔木。叶片椭圆形、披针形至倒卵披针形。花先叶开放，2～3朵簇生于二年生枝上，花瓣淡红色或白色。果实卵球形或近圆柱形，黄色有红晕。花期3～5月份，果期9～10月份。

生长习性： 喜温暖湿润和阳光充足的环境，有一定的耐寒性。

药用功效： 果入药，舒筋活络、祛风止痛。

观赏价值： 花色烂漫，树形好、病虫害少，是庭园绿化的良好树种。可丛植于庭园墙隅、林缘等处，春可赏花，秋可观果，枝形奇特，是布局园林景观的上好树种。

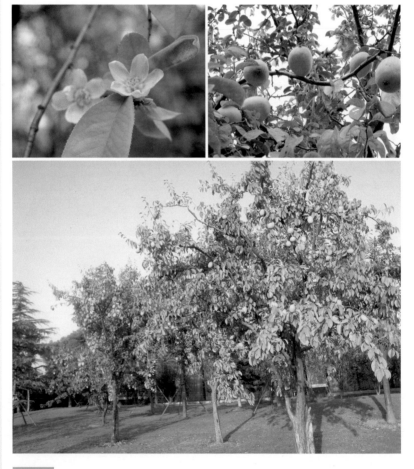

117. 木槿

Hibiscus syriacus L.

科属： 锦葵科木槿属

形态特征： 落叶灌木。叶菱形至三角状卵形，具深浅不同的 3 裂或不裂。花单生于枝端叶腋间，花钟形，淡紫色。蒴果卵圆形，密被黄色星状绒毛。花期 7 ～ 10 月份。

生长习性： 喜光而稍耐阴，喜温暖、湿润气候。

药用功效： 花、茎皮或根皮、果实入药。花：清热利湿、凉血解毒。皮：清热利湿、杀虫止痒。果实：清肺化痰、止头痛、解毒。

观赏价值： 花多色艳，是夏、秋季的重要观花灌木，南方多作花篱、绿篱，北方作庭院点缀及室内盆栽。

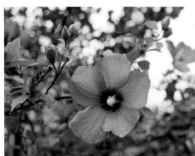
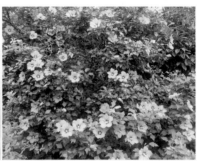

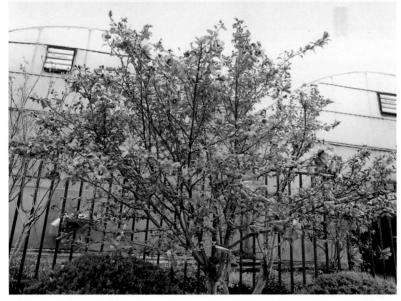

118. 木香花

Rosa banksiae Ait.

科属：蔷薇科蔷薇属

形态特征：常绿攀援小灌木。小叶片椭圆状卵形或长圆披针形，上面无毛，深绿色，下面淡绿色。花小，多朵呈伞形花序，花瓣重瓣至半重瓣，白色。瘦果线形，长端有羽状冠毛。花期 4 ～ 5 月份。

生长习性：喜温暖，稍耐寒，怕高温。

药用功效：根入药，行气止痛、调中导滞。

观赏价值：花叶繁茂，色彩浓艳，花香馥郁，秋果红艳，是极好的垂直绿化材料，适用于布置花柱、花架、花廊和墙垣，是作绿篱的良好材料，非常适合家庭种植，是著名的观赏植物。

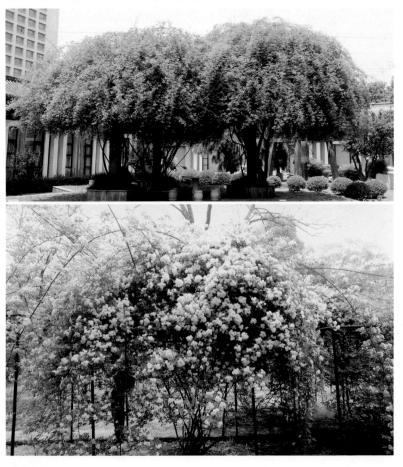

119. 南天竹

Nandina domestica Thunb.

科属：小檗科南天竹属

形态特征：常绿小灌木。叶互生，集生于茎的上部，三回羽状复叶，二至三回羽片对生；小叶薄革质，椭圆形或椭圆状披针形。圆锥花序直立，花小，白色，具芳香。浆果球形，熟时鲜红色，稀橙红色。花期3～6月份，果期5～11月份。

生长习性：喜温暖湿润的生长环境，耐阴耐寒。

药用功效：根、茎及果入药。根、茎：清热除湿、通经活络。果：止咳平喘。

观赏价值：春夏翠绿扶疏，秋冬叶色变红，红果累累，经冬不落，是优良的观叶、观果植物，无论地栽还是制作盆景，都具有很高的观赏价值。

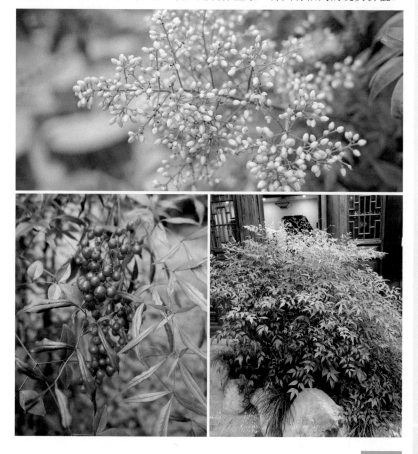

120. 琼花

Viburnum keteleeri Carrière

科属： 荚蒾科荚蒾属

形态特征： 半常绿灌木。叶对生，卵形或椭圆形，边缘有细齿，背面疏生星状毛。花序周围是白色大型的不孕花，中部是可孕花。核果椭圆形，先红后变黑。花期4月份。果熟期9～10月份。

生长习性： 喜光，略耐阴，喜温暖湿润气候。

药用功效： 枝、叶、果均可入药，通经络、解毒止痒。

观赏价值： 树姿优美，花大如盘，洁白如玉，秋季累累圆果，红艳夺目，为传统名贵花木。适宜配植于堂前、亭际、墙下和窗外等处。

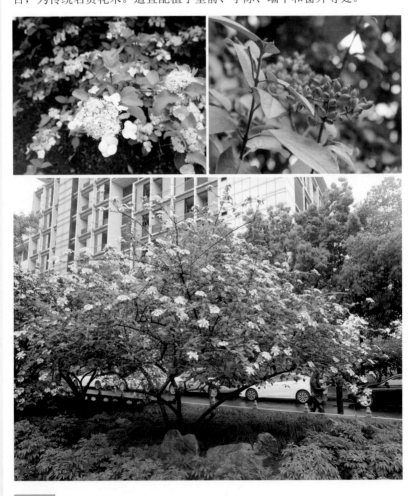

121. 山胡椒

Lindera glauca (Sieb. et Zucc.) Blume

科属：樟科山胡椒属

形态特征：落叶灌木或小乔木。叶互生，宽椭圆形、椭圆形、倒卵形到狭倒卵形。伞形花序腋生，雄花和雌花的花被片都为黄色。果球形，黑褐色。花期3～4月份，果期7～8月份。

生长习性：喜光照，也稍耐阴湿，抗寒力强。

药用功效：根、枝、叶、果实入药，祛风湿、消肿、解毒、止痛。

观赏价值：树形优美，枝繁叶茂，叶面深绿，秋季变红，冬季枯叶不落，在园林中可作绿篱、林缘或墙垣的装饰。

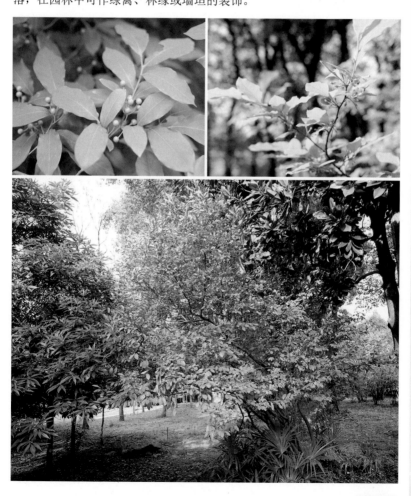

122. 山麻秆（山麻杆）

Alchornea davidii Franch.

科属：大戟科山麻秆属

形态特征：落叶灌木。叶薄纸质，阔卵形或近圆形。雌雄异株，雄花序穗状，1～3个生于一年生枝已落叶腋部；雌花序总状，顶生。蒴果近球形，密生柔毛。花期3～5月份，果期6～7月份。

生长习性：喜阳，稍耐阴，喜温暖、湿润环境。

药用功效：茎皮及叶入药，解毒、杀虫、止痛。

观赏价值：树形秀丽，新枝嫩叶俱红，茎干丛生，茎皮紫红，早春嫩叶紫红，后转红褐，是一个良好的观茎、观叶树种。在亚热带地区，既适于园林群植，又适于庭院门侧、窗前孤植，可在路边、水滨列植，还可盆栽观赏。

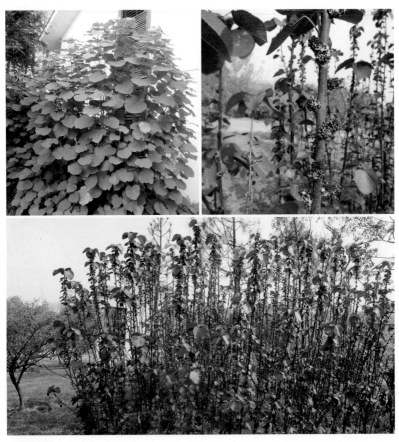

123. 阔叶十大功劳

Mahonia bealei (Fort.) Carr.

科属： 小檗科十大功劳属

形态特征： 常绿灌木。叶倒卵形至倒卵状披针形，具小叶。总状花序4～10个簇生，花黄色。浆果球形，直径4～6mm，紫黑色，被白粉。花期7～9月份，果期9～11月份。

生长习性： 喜温暖湿润的气候，忌烈日曝晒。

药用功效： 全株入药，清热解毒、滋阴强壮。

观赏价值： 叶色秀丽，枝叶奇特，秋后渐红。多用于树坛、岩石园、庭园、水榭配植，也可用作绿篱或丛植草坪、林缘，又可盆栽观赏。

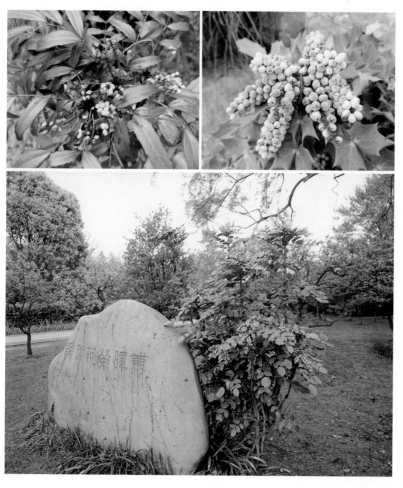

124. 石榴

Punica granatum L.

科属：千屈菜科石榴属

形态特征：落叶灌木或小乔木。叶对生或簇生，长倒卵形至长圆形，或椭圆状披针形。花1至数朵，生于枝顶或腋生，花瓣通常大，红色、黄色或白色。浆果近球形，通常为淡黄褐色或淡黄绿色，有时白色，稀暗紫色。花期6～7月份，果期9～10月份。

生长习性：喜光，喜温暖气候，较耐寒。对土壤适应性强。

药用功效：果皮和根入药。果皮：涩肠止泻，止血。根：驱虫，涩肠，止带。

观赏价值：观花又可观果，花期、果期都很长，是园林绿化的优良树种。或丛植于庭院中，或孤植于游园之角，或对植于门庭之侧，或列植于园路、溪旁、坡地，也宜做成各种桩景及供瓶插花观赏。

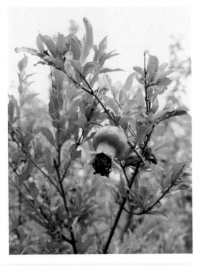

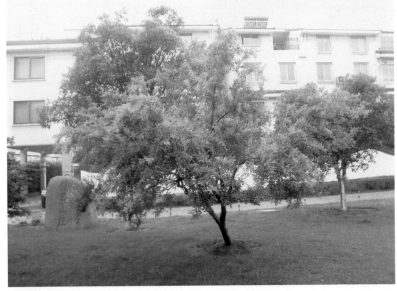

125. 石楠

Photinia serratifolia (Desf.) Kalkman

科属：蔷薇科石楠属

形态特征：常绿灌木或小乔木。叶片革质，长椭圆形、长倒卵形或倒卵状椭圆形。复伞房花序花多而密，花白色。梨果近球形，红色，后变紫褐色。花期 4～5 月份，果期 10 月份。

生长习性：喜光，耐阴，喜温暖气候。

药用功效：根和叶入药，祛风止痛。

观赏价值：树形严整，枝繁叶茂，早春幼叶及深秋部分老叶均为红色，夏季密生白色花朵，秋后红果累累，鲜艳夺目，是重要的观花观果树种。宜孤植于花坛中心、对植于大门两侧及片植于草坪、广场、林园等处，也可植作绿篱，观赏效果均佳。

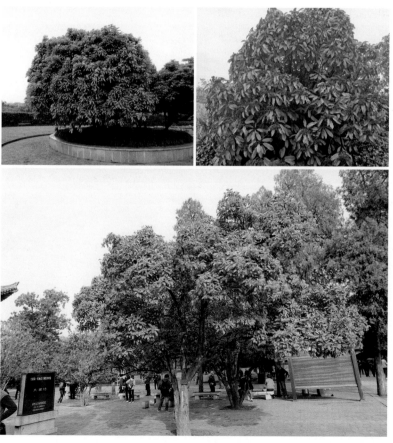

126. 栓翅卫矛

Euonymus phellomanus Loesener

科属：卫矛科卫矛属

形态特征：落叶灌木。叶长椭圆形或略呈椭圆倒披针形，边缘具细密锯齿。聚伞花序 2～3 次分枝，花白绿色。蒴果 4 棱，粉红色。花期 7 月份，果期 9～10 月份。

生长习性：喜光，对气候适应性强，耐寒，耐旱。

药用功效：枝皮入药，破血落胎、调经续断。

观赏价值：叶片肥厚，叶色多变，春红夏绿秋又红，小枝奇特，长有木栓翅，树姿优美，花淡绿色，果实繁多，色泽艳丽，有丰富的四季季相，是城市园林绿化、美化的"四观"树种。可在城市广场、公园、学校、厂（场）矿、居民小区等地栽植，亦可与其他树种配植于道路、草坪、墙垣及假山石旁。

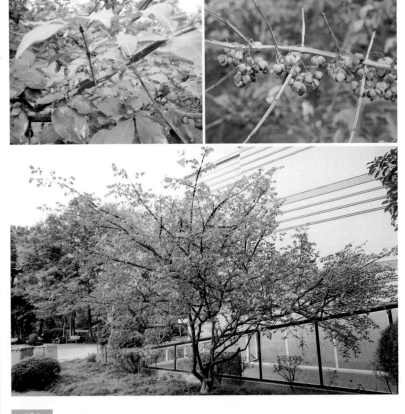

127. 水团花

Adina pilulifera (Lam.) Franch. ex Drake

科属： 茜草科水团花属

形态特征： 常绿灌木或小乔木。叶对生，厚纸质，椭圆形至椭圆状披针形，或有时倒卵状长圆形至倒卵状披针形。头状花序明显腋生，极稀顶生，花冠白色。小蒴果楔形。花期6～7月份。

生长习性： 喜光，喜温暖湿润气候。

药用功效： 枝叶或花、果入药，清热祛湿、散瘀止痛、止血敛疮。

观赏价值： 枝叶茂密，株形优美，花形奇特，适于庭园栽植观赏，也可用于较阴湿地或坡地的绿化美化。

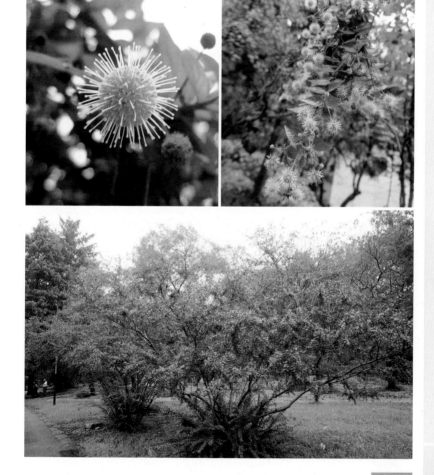

128. 溲疏

Deutzia scabra Thunb.

科属： 绣球花科溲疏属

形态特征： 落叶灌木，稀半常绿。叶对生，叶片卵形至卵状披针形。圆锥花序，花瓣白色。蒴果，球形。花果期5～6月份。

生长习性： 温暖、湿润气候，喜光，稍耐阴。

药用功效： 果实入药，清热、利尿。

观赏价值： 初夏白花繁密，素雅清洁，给人以洁净典雅的感觉，宜丛植于草坪、路边、山坡及林缘，也可作花篱及岩石园种植材料，还可将枝条剪下，插入水容器中观赏。

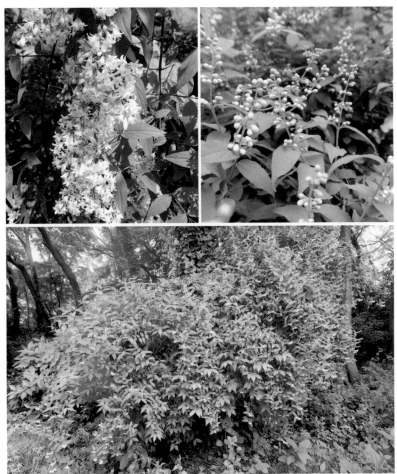

129. 贴梗海棠

Chaenomeles speciosa (Sweet) Nakai

科属： 蔷薇科木瓜海棠属

形态特征： 落叶灌木。叶片卵形至椭圆形，稀长椭圆形，无毛或在萌蘖上沿下面叶脉有短柔毛。花先叶开放，3～5朵簇生于二年生老枝上，花瓣猩红色，稀淡红色或白色。果实球形或卵球形，黄色或带黄绿色，有稀疏不显明斑点，味芳香。花期3～5月份，果期9～10月份。

生长习性： 喜温暖、湿润、阳光充足环境。

药用功效： 果实入药，驱风、舒筋、活络、镇痛、消肿、顺气。

观赏价值： 枝干丛生，姿态健美，花梗极短，紧贴于梗，早春先花后叶，花色艳丽。可栽于草坪边缘、树丛周围、庭园墙垣，也可作花篱材料，丛植于池畔溪边、庭园花坛内；或作为盆栽花或切花的材料。

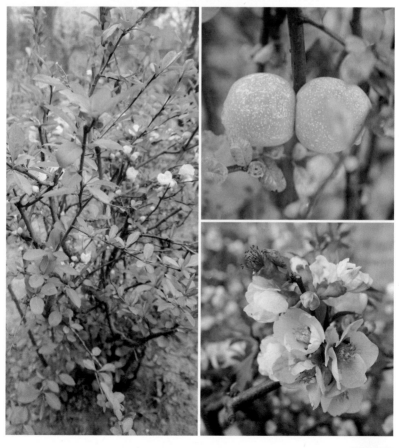

130. 通脱木

Tetrapanax papyrifer (Hook.) K. Koch

科属： 五加科通脱木属

形态特征： 常绿灌木或小乔木。叶大，集生于茎顶，叶片纸质或薄革质。圆锥花序，密生白色或淡棕色星状绒毛，花淡黄白色。果实球形，紫黑色。花期 10 ～ 12 月份，果期次年 1 ～ 2 月份。

生长习性： 喜光，喜温暖。

药用功效： 茎髓入药，清热利尿、通气下乳。

观赏价值： 叶片巨大，可以打造热带风情，却又不会像真正的热带植物那样无法忍受冬季的低温。10 ～ 12 月份，通脱木又会出现长而显著的圆锥花序，开花以填补秋冬的景观空白，是营造景观的不错选择。

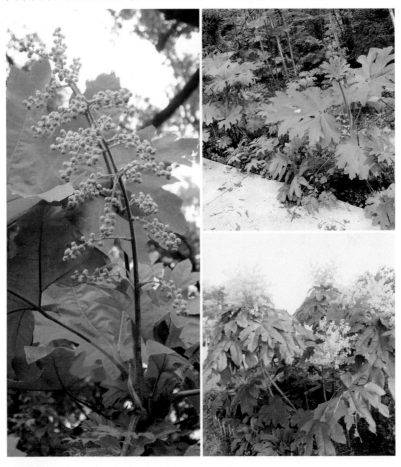

131. 无花果

Ficus carica L.

科属：桑科榕属

形态特征：落叶灌木。叶互生，厚纸质，广卵圆形，长宽近相等。雌雄异株，雄花和瘿花同生于一榕果内壁。榕果单生于叶腋，大而梨形，成熟时紫红色或黄色。花果期5～7月份。

生长习性：喜温暖湿润气候，抗旱，不耐寒，不耐涝。

药用功效：果实、叶、根入药。果实：清热生津、健脾开胃、消肿解毒。叶：清湿热、解疮毒、消肿止痛。根：清热解毒、散瘀消肿。

观赏价值：枝干粗壮，叶形奇特，果实色彩丰富，常年果实累累，是观赏风景树，常植于园路、草坪、池畔及庭园，以孤植为主。

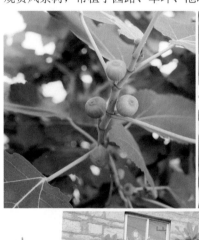
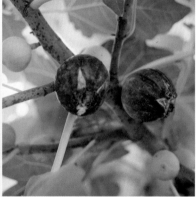
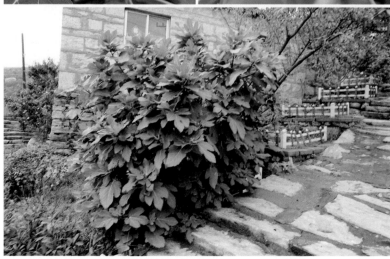

132.香花鸡血藤

Callerya dielsiana (Harms) P. K. Loc ex Z. Wei &Pedley

科属：豆科鸡血藤属

形态特征：常绿攀援灌木。羽状复叶，小叶纸质，披针形，长圆形至狭长圆形。花单生，花冠紫红色，旗瓣阔卵形至倒阔卵形。荚果线形至长圆形，密被灰色绒毛，果瓣薄，近木质，瓣裂。花期5～9月份，果期6～11月份。

生长习性：喜温暖，喜光，也稍耐阴。

药用功效：根及藤茎入药，祛风通络、活血止痛。

观赏价值：枝叶青翠茂盛，紫红或玫红色的圆锥花序成串下垂，色彩艳美，适用于花廊、花架、建筑物墙面等的垂直绿化，也可配植于亭榭、山石旁。其生性强健，亦可作地被覆盖荒坡、河堤岸及疏林下的裸地等，还可作盆景材料。

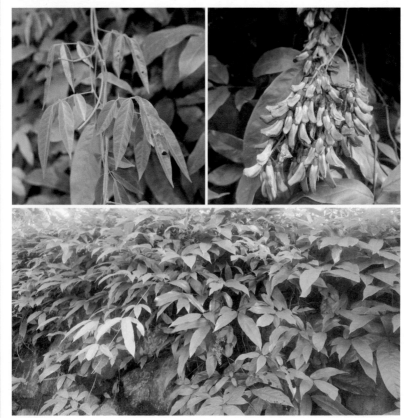

133.香橼

Citrus medica L.

科属：芸香科柑橘属

形态特征：不规则分枝的常绿灌木或小乔木。单叶，叶片椭圆形或卵状椭圆形。总状花序，有时兼有腋生单花。果椭圆形、近圆形或两端狭的纺锤形，果皮淡黄色，果肉近透明或淡乳黄色，味酸或稍甜，有香气。花期 4～5 月份，果期 10～11 月份。

生长习性：喜高温多湿环境，怕霜冻，不耐寒。

药用功效：果实入药，理气宽中、消胀降痰。

观赏价值：树冠圆整，树姿挺立，终年翠绿，是绿化、观果、闻香、装饰、药用等集一身的名贵观赏树种。

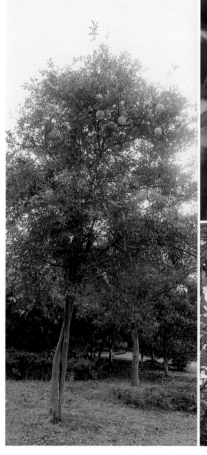
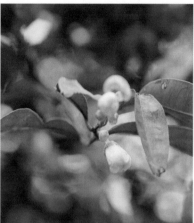
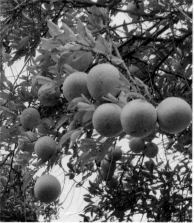

134. 一叶萩

Flueggea suffruticosa (Pall.) Baill.

科属： 叶下珠科白饭树属

形态特征： 落叶灌木。叶片纸质，椭圆形或长椭圆形，稀倒卵形。花小，雌雄异株，簇生于叶腋。蒴果三棱状扁球形，成熟时淡红褐色，有网纹。花期 3～8 月份，果期 6～11 月份。

生长习性： 喜阳光充足，耐寒，耐旱。

药用功效： 嫩枝叶和根入药，祛风活血、益肾强筋。

观赏价值： 枝茎纤细，藤条垂落，疏影婆娑，在水岸、路边或林下生长，另有一番野趣。春季叶色翠绿，秋季叶果黄绿或浅红，是观叶灌木林下点缀很好的植物，具有一定观赏价值。

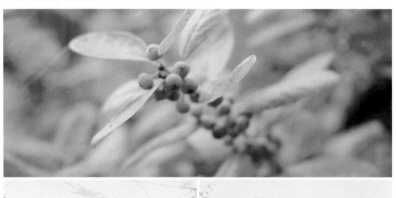

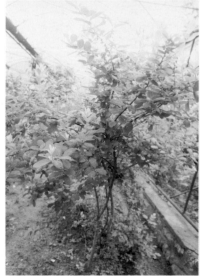
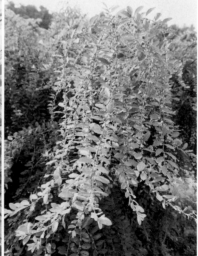

135.榆叶梅

Prunus triloba Lindl.

科属：蔷薇科李属

形态特征：落叶灌木，稀小乔木。短枝上的叶常簇生，一年生枝上的叶互生，叶片宽椭圆形至倒卵形。花先于叶开放，花瓣粉红色。果实近球形，红色。花期4～5月份，果期5～7月份。

生长习性：耐寒，耐旱，喜光。

药用功效：种子入药，缓泻利尿。

观赏价值：枝叶繁茂，花色艳丽，是良好的春季观花基础种植树种。可孤植、丛植，适宜在各类园林绿地中栽植。

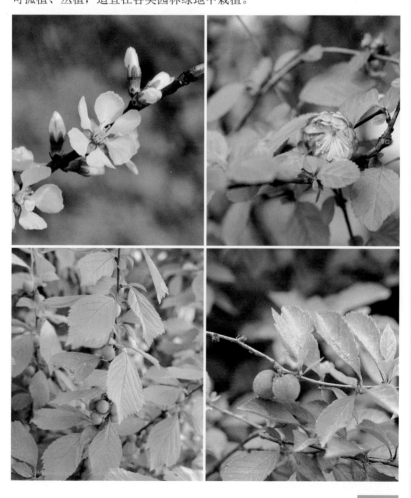

136. 郁李

Prunus japonica (Thunb.) Lois.

科属: 蔷薇科李属

形态特征: 落叶灌木。叶卵形或卵状披针形,有缺刻状尖锐重锯齿。花簇生,花叶同放或先叶开放,花瓣白或粉红色。核果近球形,熟时深红色。花期5月份,果期7～8月份。

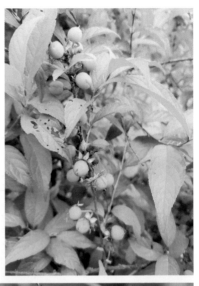

生长习性: 喜阳光充足和温暖湿润的环境。

药用功效: 种子入药,润燥、滑肠、下气、利水。

观赏价值: 花果俱美的观赏花木,适于群植,宜配植在阶前、屋旁、山岩坡上,或点缀于林缘、草坪周围,也可作花径、花篱栽培之用。

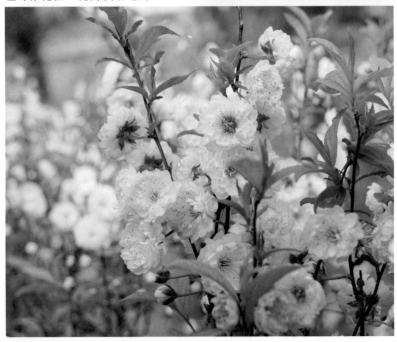

137. 芫花

Daphne genkwa Sieb. et Zucc.

科属：瑞香科瑞香属

形态特征：落叶灌木。叶对生，稀互生，纸质，卵形或卵状披针形至椭圆状长圆形。花先叶开放，紫色或淡紫蓝色，无香味，常 3 ～ 6 朵簇生于叶腋或侧生。果实肉质，白色，椭圆形。花期 3 ～ 5 月份，果期 6 ～ 7月份。

生长习性：喜温暖的气候，耐旱，怕涝。

药用功效：花和根入药，泻水逐饮、解毒杀虫。

观赏价值：花期早，先叶开花，花量大，花色艳丽，分枝能力强，冠形饱满，果实白色，是一种很好的观花、观果灌木，可在园林中丛植、群植、散植、盆栽观赏应用。

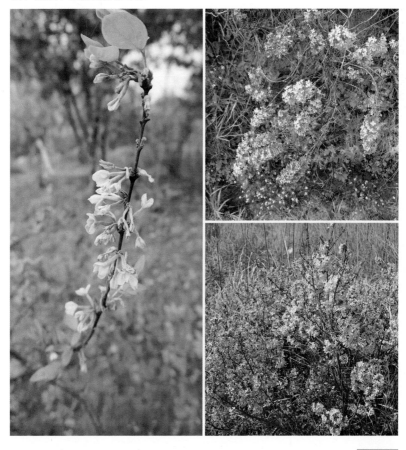

138.月季花（月季）

Rosa chinensis Jacq.

科属：蔷薇科蔷薇属

形态特征：直立的常绿、半常绿灌木。小叶片宽卵形至卵状长圆形，边缘有锐锯齿。花几朵集生，稀单生，花瓣重瓣至半重瓣，红色、粉红色至白色。果卵球形或梨形，红色。花期4～9月份，果期6～11月份。

生长习性：喜光，耐寒耐旱，适应性强。

药用功效：花、根、叶均入药，活血调经、散毒消肿。

观赏价值：花期长，且品种多，花色艳丽多彩，争奇斗艳，馨香宜人，具有极高的观赏价值。可种于花坛、花境、草坪角隅等处，也可布置成月季园。藤本月季用于花架、花墙、花篱、花门等。月季可盆栽观赏，又是重要的切花材料。

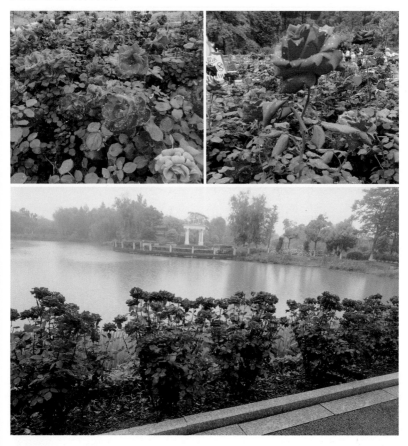

139.柘（柘树）

Macluratricuspidata Carriere

科属：桑科橙桑属

形态特征：落叶灌木或小乔木。叶卵形或菱状卵形，偶为三裂。雌雄异株，雌雄花序均为球形头状花序，单生或成对腋生。聚花果近球形，肉质，成熟时橘红色。花期5～6月份，果期6～7月份。

生长习性：喜光，适应性强，喜钙性土壤。

药用功效：木材和果实入药。木材：滋养血脉、调益脾胃。果实：清热凉血、舒筋活络。

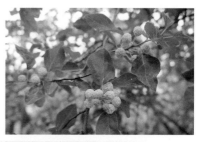

观赏价值：树冠整齐，枝叶茂盛，夏季红果艳丽，颇为美观。宜作庭荫树及绿篱树，也适合作工厂区园林绿化。

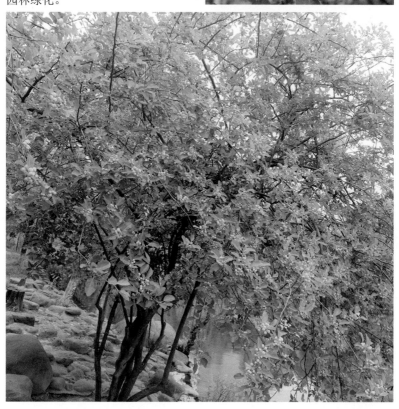

140. 珍珠绣线菊

Spiraea thunbergii Sieb. ex Blume

科属： 蔷薇科绣线菊属

形态特征： 落叶灌木。枝条细长开张，呈弧形弯曲。叶片线状披针形。伞形花序无总梗，花白色。蓇葖果开张，无毛。花期4～5月份，果期7月份。

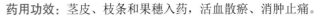

生长习性： 喜光，稍耐阴，喜温暖湿润气候，适应性强。

药用功效： 茎皮、枝条和果穗入药，活血散瘀、消肿止痛。

观赏价值： 夏季盛开的小白花聚成圆锥花序布满枝头，一团团的白花散发出芳香气味；秋季叶丛中黄褐色的果实挂满枝头；初冬绿叶依然葱翠。可丛植于池畔、坡地、路旁、崖边或树丛边缘，颇具雅趣。若作基础栽植，丛植于草坪角隅及房屋前后，或孤植于庭院之中均可。

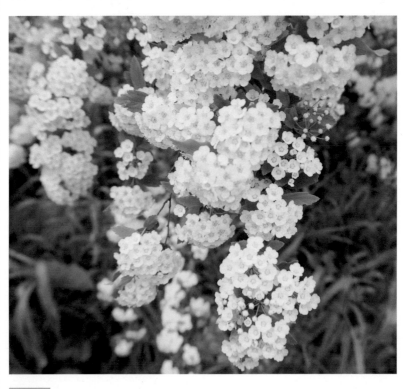

141. 栀子（栀子花）

Gardenia jasminoides Ellis

科属： 茜草科栀子属

形态特征： 常绿灌木。叶对生，革质，稀为纸质，少为 3 枚轮生，叶形多样，通常为长圆状披针形、倒卵状长圆形、倒卵形或椭圆形。花芳香，通常单朵生于枝顶，花冠白色或乳黄色。果卵形、近球形、椭圆形或长圆形，黄色或橙红色，有翅状纵棱。花期 3 ～ 7 月份，果期 5 月份至翌年 2 月份。

生长习性： 喜温暖湿润气候，不耐寒，好阳光但又不能经受强烈阳光照射。

药用功效： 果实入药，泻火除烦、清热利湿、凉血解毒。

观赏价值： 枝叶茂盛，叶簇翠绿光亮，花色洁白，芳香浓郁，果实奇特，成熟后呈金黄色，观果期长，极具观赏价值，是城镇良好的绿化、美化、香化的景观树种，可成片丛植或植于林缘、庭院前、院隅、路旁，作花篱也极适宜，也可作阳台绿化。

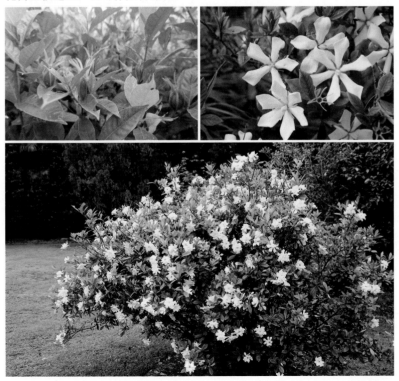

142. 紫丁香

Syringa oblata Lindl.

科属： 木犀科丁香属

形态特征： 落叶灌木或小乔木。叶片革质或厚纸质，卵圆形至肾形。圆锥花序直立，由侧芽抽生，近球形或长圆形，花冠紫色。果倒卵状椭圆形、卵形至长椭圆形。花期 4～5 月份，果期 6～10 月份。

生长习性： 喜阳，喜土壤湿润而排水良好。

药用功效： 叶及树皮入药，清热、解毒、利湿、退黄。

观赏价值： 春季盛开时硕大而艳丽的花序布满全株，芳香四溢，观赏效果甚佳，是庭园栽种的著名花木。

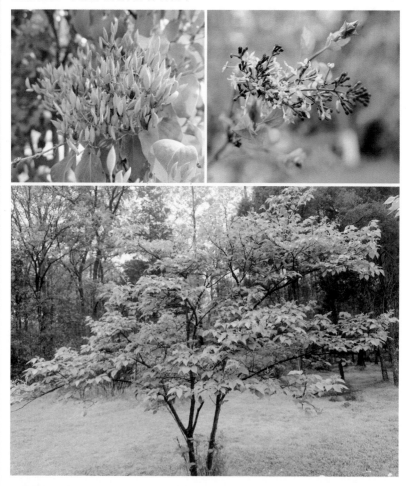

143. 紫金牛

Ardisia japonica (Thunberg) Blume

科属：报春花科紫金牛属

形态特征：常绿小灌木或亚灌木，近蔓生，具匍匐生根的根茎。叶对生或近轮生，叶片坚纸质或近革质，椭圆形至椭圆状倒卵形。亚伞形花序，腋生或生于近茎顶端的叶腋，花瓣粉红色或白色。果球形，鲜红色转黑色。花期 5～6 月份，果期 11～12 月份，有时 5～6 月份仍有果。

生长习性：喜温暖、湿润环境，喜荫蔽，忌阳光直射。

药用功效：茎叶入药，镇咳、祛痰、活血、利尿、解毒。

观赏价值：枝叶常青，入秋后果色鲜艳，经久不凋，能在郁密的林下生长，是一种优良的地被植物，也可作盆栽观赏，亦可与岩石相配作小盆景用，也可种植在高层建筑群的绿化带下层以及立交桥下。

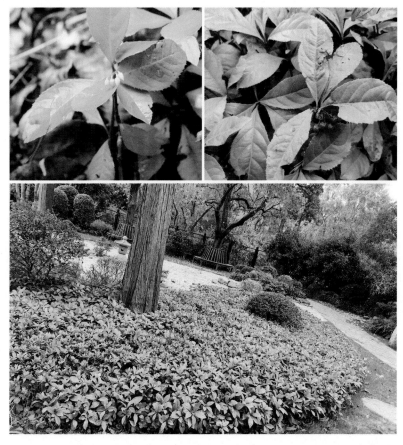

144. 紫荆

Cercis chinensis Bunge

科属： 豆科紫荆属

形态特征： 丛生或单生落叶灌木。叶纸质，近圆形或三角状圆形。花紫红色或粉红色，2～10余朵成束，簇生于老枝和主干上，尤以主干上花束较多，越到上部幼嫩枝条则花越少，通常先于叶开放，但嫩枝或幼株上的花则与叶同时开放。荚果扁狭长形，绿色。花期3～4月份，果期8～10月份。

生长习性： 喜光，不耐阴，喜温暖气候。

药用功效： 花、果实、皮（紫荆皮）入药。花：清热凉血、通淋解毒。果实：止咳平喘、行气止痛。皮：活血通经、消肿解毒。

观赏价值： 春天繁花先叶簇生于枝条上下，满树紫红，分外鲜艳夺目。多丛植于草坪一角、园路交叉口及庭院角隅，如与白花树种混合配植更佳。

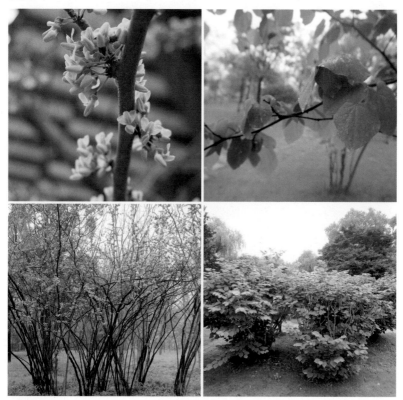

145. 紫叶李

Prunus cerasifera Ehrhart 'Atropurpurea'

科属： 蔷薇科李属

形态特征： 落叶灌木或小乔木。叶片椭圆形、卵形或倒卵形，先端急尖，叶紫红色。花1朵，稀2朵，花瓣白色。核果近球形或椭圆形，红色，微被蜡粉。花期4月份，果期8月份。

生长习性： 喜阳光充足、温暖湿润气候。

药用功效： 果实入药，补中益气、润肠通便、止渴、养阴生津。

观赏价值： 彩叶树种，春天繁花似锦，花叶同放，非常漂亮，孤植、群植皆宜，能衬托背景。

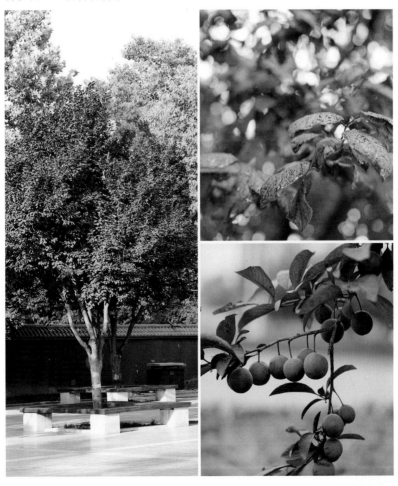

146. 紫玉兰

Yulania liliiflora (Desr.) D. L. Fu

科属： 木兰科玉兰属

形态特征： 落叶灌木。叶椭圆状倒卵形或倒卵形，先端急尖或渐尖。花蕾卵圆形，被淡黄色绢毛，花叶同时开放。聚合果深紫褐色，变褐色，成熟蓇葖近圆球形。花期 3～4 月份，果期 8～9 月份。

生长习性： 喜温暖湿润和阳光充足环境，较耐寒。

药用功效： 树皮、叶、花蕾入药，发散风寒、通鼻窍。

观赏价值： 著名的早春观赏花木，早春开花，花大，味香，色美，适用于古典园林中厅前院后配植，也可孤植或散植于小庭院内。

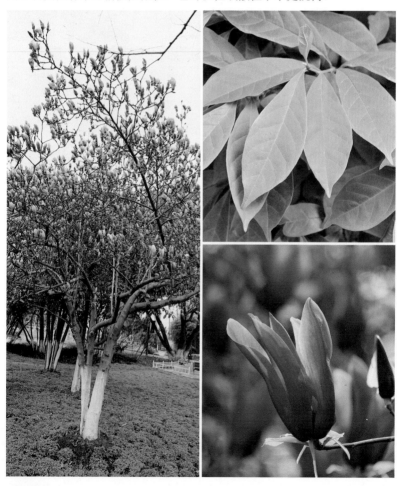

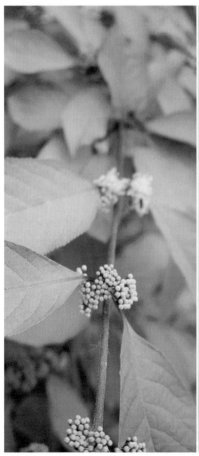

147. 紫珠

Callicarpa bodinieri Levl.

科属：唇形科紫珠属

形态特征：落叶灌木。叶片卵状长椭圆形至椭圆形，两面密生暗红色或红色细粒状腺点。聚伞花序，花冠紫色。果实球形，熟时紫色。花期6～7月份，果期8～11月份。

生长习性：喜温暖湿润的环境，不耐旱、不抗风。

药用功效：全株入药，通经和血。

观赏价值：株形秀美，花色绚丽，果实色彩鲜艳，珠圆玉润，犹如一颗颗紫色的珍珠，是一种既可观花又能赏果的优良花卉品种，常用于园林绿化或庭院栽种，也可盆栽观赏。其果穗还可剪下瓶插或作切花材料。

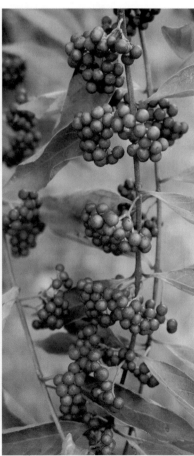

148. 醉鱼草

Buddleja lindleyana Fort.

科属： 玄参科醉鱼草属

形态特征： 半常绿灌木。叶对生，萌芽枝条上的叶为互生或近轮生，叶片膜质，卵形、椭圆形至长圆状披针形。穗状聚伞花序顶生，花紫色，芳香。果序穗状，蒴果长圆状或椭圆状。花期4～10月份，果期8月份至翌年4月份。

生长习性： 喜温暖湿润气候和深厚肥沃的土壤，适应性强，但不耐水湿。

药用功效： 花、叶及根入药，祛风除湿、止咳化痰、散瘀。

观赏价值： 花色丰富，花香怡人，常应用于美化园林环境，装点山石、庭院、道路等，也可以做成盆栽或者切花。

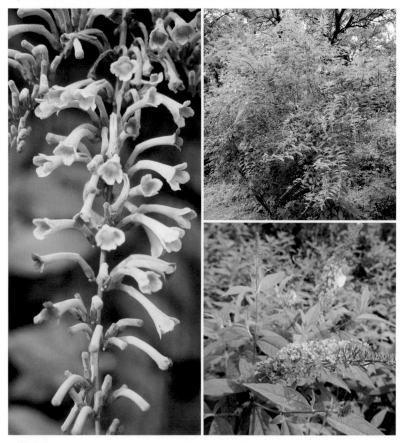

149. 百里香

Thymus mongolicus Ronn.

科属： 唇形科百里香属

形态特征： 常绿半灌木。茎多数，匍匐或上升；不育枝从茎的末端或基部生出，匍匐或上升，被短柔毛。叶为卵圆形，腺点多少有些明显。花序头状，花冠紫红、紫或淡紫、粉红色，被疏短柔毛。小坚果近圆形或卵圆形，压扁状，光滑。花期7～8月份。

生长习性： 适宜在光照充足和干燥温暖的环境里生长。对土壤条件的要求不高。

药用功效： 全草入药，祛风解表、行气止痛、止咳、降压。

观赏价值： 植株小巧，夏秋季开花，花小繁多，花朵紫红色或粉红色，气味芳香，是一种独特的芳香观赏花卉。

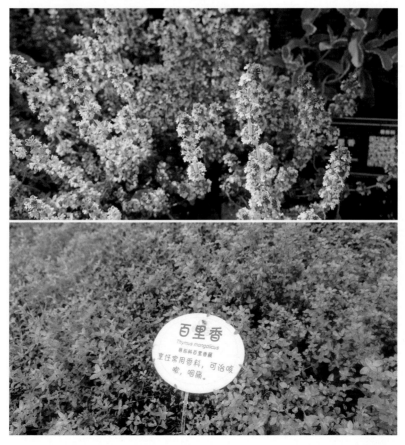

150. 顶花板凳果

Pachysandra terminalis Siebold & Zucc.

科属： 黄杨科板凳果属

形态特征： 常绿亚灌木。叶薄革质，菱状倒卵形。花序顶生，花白色。果卵形，花柱宿存，粗而反曲。花期4～5月份，果期9～10月份。

生长习性： 耐阴，忌日晒，喜湿润，耐寒。

药用功效： 全株入药，祛风除湿、舒筋活络。

观赏价值： 四季常绿，是优良的观赏植物，常配植于遮阴较多的树下、游园小径旁、楼房拐角处等进行配景，或成片栽植作为观赏地被植物，也是城市高架桥下绿化、美化的好材料。

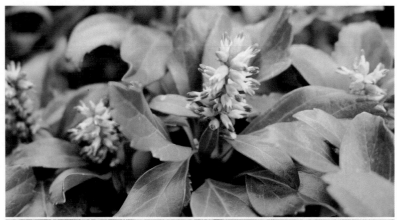

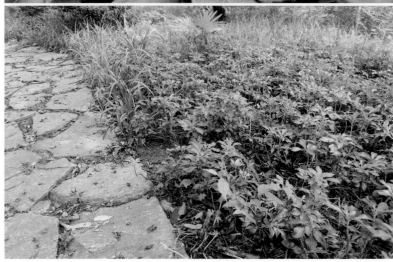

藤本

151.薜荔

Ficus pumila L.

科属: 桑科榕属

形态特征: 攀援或匍匐常绿灌木,叶两型,不结果枝节上生不定根,叶卵状心形,薄革质,有叶柄。榕果单生于叶腋,瘿花果梨形,成熟果黄绿色或微红,有黏液。花果期5～8月份。

生长习性: 喜阴,喜温暖湿润气候。

药用功效: 藤叶入药,祛风除湿、活血通络、解毒消肿。

观赏价值: 叶片大而厚,色泽亮丽有质感,且四季常青,是一种优良的观叶植物;其次,果实大、数量多,形似无花果,盛果期时如一个个翠绿的莲蓬倒挂在枝条之中,极具观赏特性。在园林绿化中用其点缀山石、墙壁,甚至可以用以造型,形成拱门或藤架等。

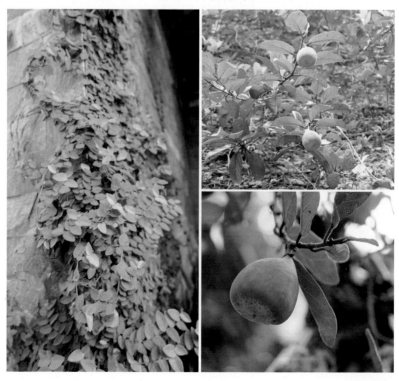

152.地锦

Parthenocissus tricuspidata (Siebold &Zucc.) Planch.

科属： 葡萄科地锦属

形态特征： 落叶木质藤本。叶为单叶，通常着生在短枝上为3浅裂，时有着生在长枝上者小型不裂，叶片通常倒卵圆形。花序着生在短枝上，基部分枝，形成多歧聚伞花序。果实球形。花期5～8月份，果期9～10月份。

生长习性： 喜阴湿，攀援能力强，适应性强。

药用功效： 根入药，祛瘀消肿。

观赏价值： 枝繁叶茂，炎夏苍翠欲滴，覆满墙壁；入秋，红叶斑烂，适宜园林和城市垂直绿化。

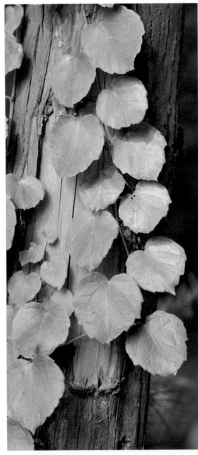
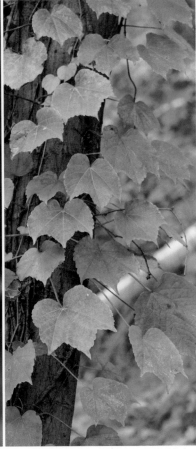

153. 栝楼

Trichosanthes kirilowii Maxim.

科属：葫芦科栝楼属

形态特征：落叶攀援藤本，块根圆柱状，粗大肥厚，淡黄褐色。叶片纸质，轮廓近圆形。花雌雄异株。雄花总状花序单生，或与单花并生，花冠白色。雌花单生，被短柔毛。果实椭圆形或圆形，成熟时黄褐色或橙黄色。花期5～8月份，果期8～10月份。

生长习性：喜温暖潮湿气候。较耐寒，不耐干旱。

药用功效：果实、果皮、种子、块根均可入药，清热涤痰、宽胸散结、润燥滑肠。

观赏价值：蔓藤细长、叶大、荫浓，入夏开花不断，雪白而清香，飘香典雅，果形圆润可爱，熟时橙红色，鲜艳喜人，久悬不落，非常适宜篱栅、墙垣、壁隅的攀援绿化。

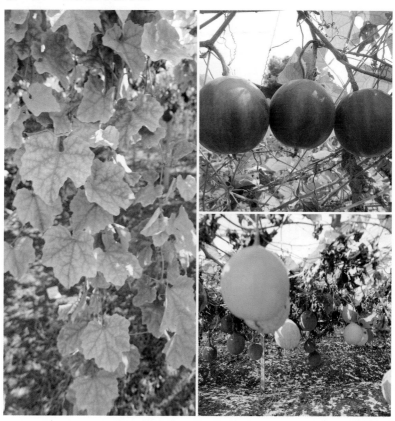

154.凌霄

Campsis grandiflora (Thunb.) Schum.

科属: 紫葳科凌霄属

形态特征: 落叶攀援藤本;茎木质,以气生根攀附于它物之上。叶对生,为奇数羽状复叶;小叶卵形至卵状披针形。顶生疏散的短圆锥花序,花冠内面鲜红色,外面橙黄色。花朵漏斗形,大红或金黄,色彩鲜艳。蒴果顶端钝。花期5～8月份。

生长习性: 喜温暖湿润气候,不耐霜冻。

药用功效: 花入药,行血去瘀、凉血祛风。

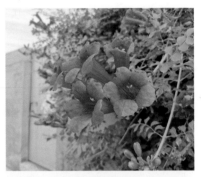

观赏价值: 花开时枝梢仍然继续蔓延生长,且新梢次第开花,花期较长。凌霄花为藤本植物,喜攀援,是庭院中绿化的优良植物,用细竹支架可以编成各种图案,非常实用美观。也可通过整修制成悬垂盆景,或供装饰窗台晾台等用。

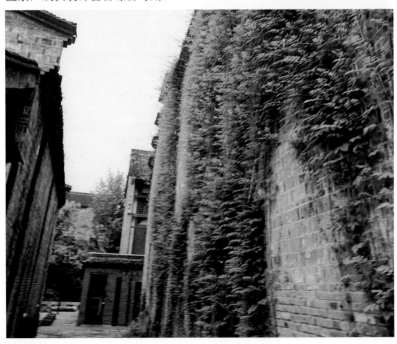

155. 络石

Trachelospermum jasminoides (Lindl.) Lem.

科属：夹竹桃科络石属

形态特征：常绿木质藤本。叶革质或近革质，椭圆形至卵状椭圆形或宽倒卵形。二歧聚伞花序腋生或顶生，花多朵组成圆锥状，花白色，芳香。蓇葖双生，叉开。花期 3 ～ 7 月份，果期 7 ～ 12 月份。

生长习性：喜湿润环境，忌严寒，对气候的适应性强。

药用功效：根、茎、叶、果实入药，祛风活络、利关节、止血、止痛消肿、清热解毒。

观赏价值：四季常青，花皓洁如雪，幽香袭人，可植于庭园、公园、院墙、石柱、亭、廊、陡壁等攀附点缀，十分美观。

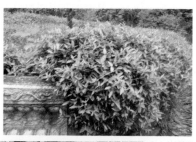

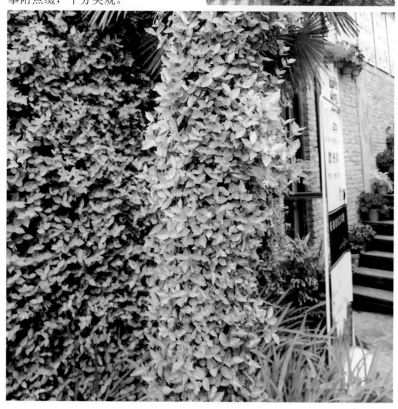

156. 马兜铃

Aristolochia debilis Sieb. et Zucc.

科属： 马兜铃科马兜铃属

形态特征： 落叶草质藤本。叶纸质，卵状三角形、长圆状卵形或戟形。花单生或2朵聚生于叶腋，开花后期近顶端常稍弯。蒴果近球形，成熟时黄绿色。花期7～8月份，果期9～10月份。

生长习性： 喜光，稍耐阴，喜沙质黄壤土，耐寒。

药用功效： 果实入药，清肺降气、止咳平喘、清肠消痔。

观赏价值： 花朵奇特，观赏性极佳，常用作棚架植物，是园林绿化的宠儿。

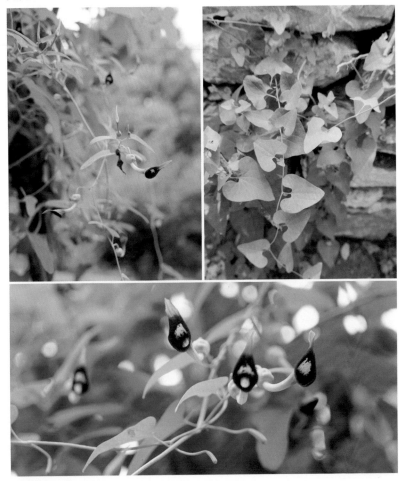

157.木鳖子

Momordica cochinchinensis (Lour.) Spreng.

科属：葫芦科苦瓜属

形态特征：多年生落叶草质粗壮大藤本。叶片卵状心形或宽卵状圆形，质稍硬。雌雄异株。雄花：单生于叶腋或有时 3 ～ 4 朵着生在极短的总状花序轴上。雌花：单生于叶腋。果实卵球形，成熟时红色，肉质。花期 6 ～ 8 月份，果期 8 ～ 10 月份。

生长习性：喜温暖和充足阳光的环境。

药用功效：种子、根和叶入药，消肿、解毒止痛。

观赏价值：果实红色，色泽艳丽，夏有花，秋有果，具有很高的观赏价值，适用于布置棚架、廊亭。

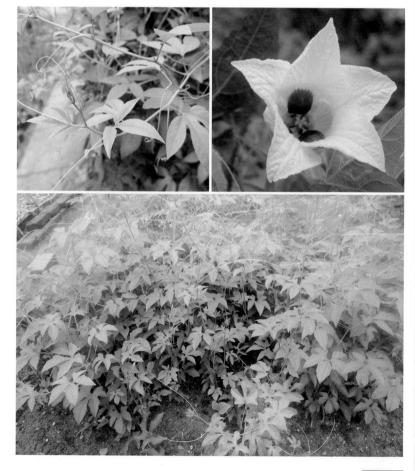

158. 木通

Akebia quinata (Thunb. ex Houtt.) Decne.

科属：木通科木通属

形态特征：落叶木质藤本。掌状复叶互生或在短枝上的簇生，小叶纸质，倒卵形或倒卵状椭圆形。伞房花序式的总状花序腋生，花略芳香。果孪生或单生，成熟时紫色，腹缝开裂。花期4～5月份，果期6～8月份。

生长习性：喜阴湿，较耐寒。

药用功效：茎、根和果实入药，利尿、通乳、消炎。

观赏价值：花紫红色，玲珑可爱，花未开放时，花序如一串串绿色的葡萄挂在藤间，花绽放后，花序如一串串紫色的风铃摇曳在翠叶中。可配植于花架、门廊或攀附透空格墙、栅栏之上，或匍匐岩隙之间，还可用于高架桥桥墩绿化，是优良的垂直绿化材料。

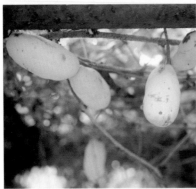
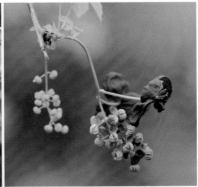
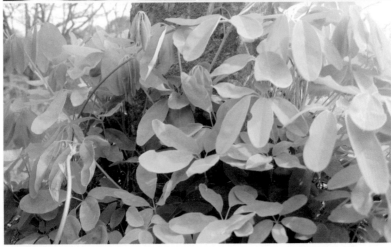

159.忍冬（金银花）

Lonicera japonica Thunb.

科属：忍冬科忍冬属

形态特征：半常绿藤本。叶纸质，卵形至矩圆状卵形，有时卵状披针形，稀圆卵形或倒卵形，小枝上部叶通常两面均密被短糙毛，下部叶常平滑无毛而下面多少带青灰色。花白色，后变黄色。果实圆形，熟时蓝黑色，有光泽。花期4～6月份（秋季亦常开花），果熟期10～11月份。

生长习性：适应性很强，喜阳，耐阴，耐寒性强。

药用功效：花蕾入药，清热解毒，消炎退肿。

观赏价值：枝繁叶茂，花朵奇特，香味清幽有很强的穿透力，是很好的观赏植物。除作假山老树攀缘藤萝点缀夏日景色外，还可作荫棚或使之攀附墙垣或绿篱，取其藤萝掩映之趣。枝干韧性强，可随意弯曲，是制作盆景的良材。也可取其扭曲多姿之老桩，截干蓄枝，促成蔓条纷垂，配之造型古朴的优美花盆，并使之枝蔓垂散一侧，疏密有度。

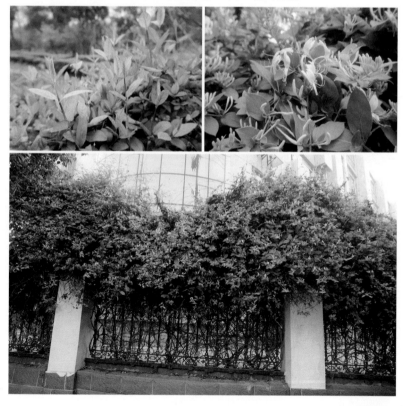

160. 云实

Biancaea decapetala (Roth) O. Deg.

科属： 豆科云实属

形态特征： 落叶藤本或攀援灌木，具散生钩刺。2回羽状复叶，小叶膜质，长圆形。总状花序顶生，花瓣亮黄色。荚果近木质，短舌状。花、果期4～10月份。

生长习性： 喜光，耐半阴，喜温暖、湿润的环境。

药用功效： 种子入药，清热除湿、杀虫。

观赏价值： 花色鲜艳，花香浓郁，花期较长，立架或种于墙垣任其攀爬，初夏观其黄花，夏秋赏其羽叶。

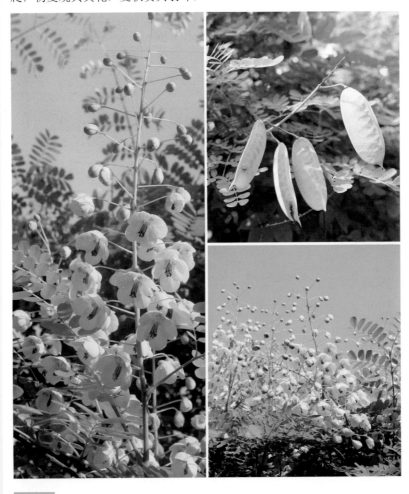

161. 紫藤

Wisteria sinensis (Sims) DC.

科属：豆科紫藤属

形态特征：落叶藤本。奇数羽状复叶，小叶纸质，卵状椭圆形至卵状披针形。总状花序发自去年生短枝的腋芽或顶芽，花冠紫色。荚果倒披针形，悬垂枝上不脱落。花期4月中旬至5月上旬，果期5～8月份。

生长习性：喜光，较耐阴，较耐寒，对气候和土壤的适应性强。

药用功效：茎或茎皮、根、种子入药。茎或茎皮：利水、除痹、杀虫。根：祛风除湿、舒筋活络。种子：活血、通络、解毒、驱虫。

观赏价值：优良的观花藤本植物，自古即栽培作庭园棚架植物，先叶开花，紫穗满垂缀以稀疏嫩叶，十分优美。一般应用于园林棚架，春季紫花烂漫，别有情趣，适栽于湖畔、池边、假山、石坊等处，具独特风格，盆景也常用。

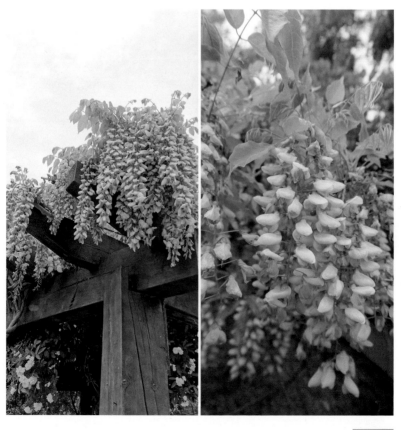

162. 白及（白芨）

Bletilla striata (Thunb. ex Murray) Rchb. F.

科属： 兰科白及属

形态特征： 多年生草本。假鳞茎扁球形，上面具荸荠似的环带。叶狭长圆形或披针形，基部收狭成鞘并抱茎。花大，紫红色或粉红色。花期4～5月份。

生长习性： 喜欢湿润、半阴的环境。不耐强光的直射。

药用功效： 根茎入药，收敛止血、生肌消肿。

观赏价值： 植株亭亭玉立，花茎、叶都能入景。园林景观中常把白及种在林缘边岩石园中作自然布置，野趣万分。白及作盆栽可观花，又可观叶，其叶翠绿，潇洒飘逸，可持续到翌年初夏。

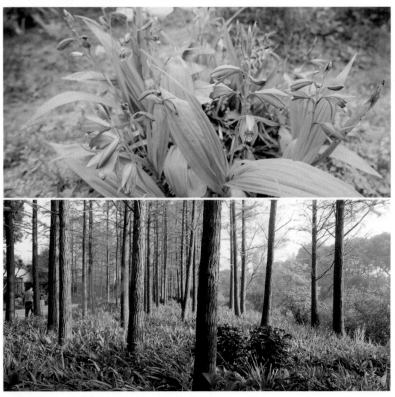

163. 白头翁

Pulsatilla chinensis (Bunge) Regel

科属：毛茛科白头翁属

形态特征：多年生草本植物。全株密被白色长柔毛，主根较肥大。叶片宽卵形，三全裂，中全裂片有柄或近无柄，宽卵形，三深裂，中深裂片楔状倒卵形，少有狭楔形或倒梯形。花先叶开放，单一，顶生，萼片蓝紫色。瘦果多数，密集成头状，花柱宿存，长羽毛状。花期 3 ～ 5 月份。果期 5 ～ 6 月份。

生长习性：喜凉爽干燥气候。耐寒，耐旱，不耐高温。适宜土层深厚、排水良好的沙质壤土。

药用功效：根状茎入药，清热凉血、解毒。

观赏价值：花如钟形，具有白、紫、蓝三种颜色，全株被毛，十分奇特，从花朵开放到蓇果成熟的一个半月中，先赏花后观果。白头翁以自然的方式栽植在花境中，因其花期早，植株矮小，是理想的地被植物。白头翁精巧别致，也可以用于花坛或盆栽。

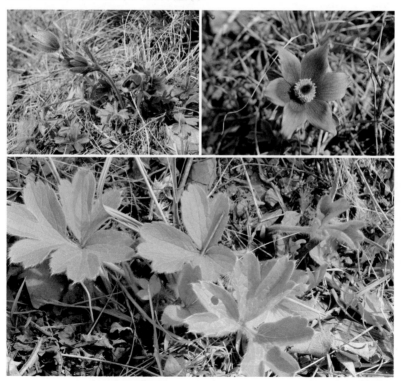

164. 百合

Lilium brownii F. E. Brown ex Miellez var. *viridulum* Baker

科属： 百合科百合属

形态特征： 鳞茎球形，鳞片披针形，无节，白色。叶倒披针形至倒卵形。花单生或几朵排成近伞形，花喇叭形，有香气，多为白色，背面带紫褐色，无斑点。蒴果矩圆形，有棱，具多数种子。花期5～6月份，果期9～10月份。

生长习性： 喜温暖湿润和阳光充足环境。较耐寒，怕高温和湿度大，土壤要求肥沃、疏松和排水良好的沙质壤土。

药用功效： 鳞茎入药，润肺止咳、清热、安神、利尿。

观赏价值： 百合花是世界著名的花卉之一，是重要的切花材料。其品种繁多，色彩缤纷，艳丽异常，一般用于装饰插花及盆景等栽植，美化庭院、绿化环境。

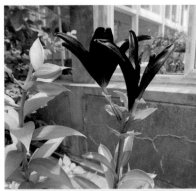
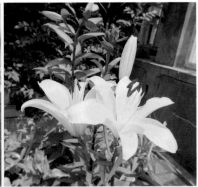
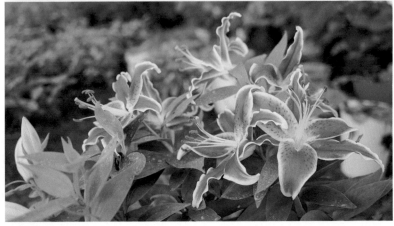

165. 半枝莲

Scutellaria barbata D. Don

科属：唇形科黄芩属

形态特征：多年生草本。叶片三角状卵圆形或卵圆状披针形，有时卵圆形，上面橄榄绿色，下面淡绿有时带紫色。花单生于茎或分枝上部叶腋内，花冠紫蓝色。小坚果褐色，扁球形，具小疣状突起。花果期4～7月份。

生长习性：喜温暖气候和湿润、半阴的环境，对土壤要求不严。

药用功效：全草入药，清热解毒、活血化瘀、利尿。

观赏价值：花繁艳丽，花期较长，常用于装饰草地或坡地的优良坡地，也可作为盆栽或花坛布置，陈列于窗沿、走廊、庭院以供观赏。

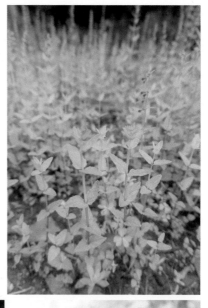

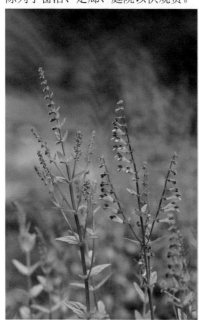

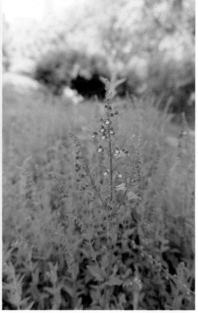

166. 薄荷

Mentha canadensis Linnaeus

科属：唇形科薄荷属

形态特征：多年生草本。茎直立，高 30～60cm。叶片为披针形或椭圆形，边缘有粗大的锯齿，表面为淡绿色。轮伞花序腋生，轮廓球形，具梗或无梗。花萼管状钟形，外被微柔毛及腺点，内面无毛。花冠淡紫色。花期 7～9 月份，果期 10 月份。

生长习性：适应性强，耐寒且好种植。喜欢光线明亮但不直接照射到阳光之处，同时要有丰润的水分。

药用功效：全草入药，疏散风热，清利头目，利咽透疹，疏肝行气。

观赏价值：株形丰满，叶色青翠，常年绿意盎然，颇具观赏价值，常布置花境，也可盆栽观赏。

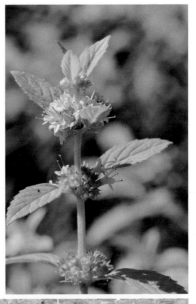

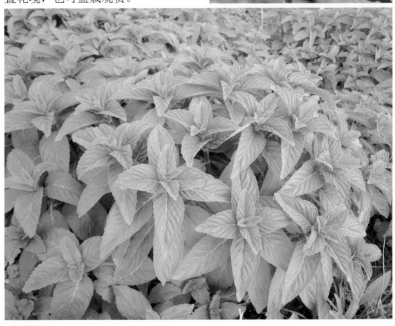

167.北葱

Allium schoenoprasum L.

科属： 石蒜科葱属

形态特征： 多年生草本。鳞茎常数枚聚生，卵状圆柱形，鳞茎外皮灰褐色或带黄色，皮纸质，条裂，有时顶端纤维状。叶光滑，管状，中空，略比花葶短。花葶圆柱状，中空。伞形花序近球状，具多而密集的花，花紫红色至淡红色，具光泽。内轮花丝基部狭三角形扩大，花柱不伸出花被外。花果期7～9月份。

生长习性： 喜凉爽、阳光充足的环境，忌湿热多雨，要求疏松肥沃的沙壤土。

药用功效： 全草入药，发表散寒、祛风胜湿、解毒消肿。

观赏价值： 庭园香氛药草植物，大片开花时候似粉色的海洋，非常壮观。

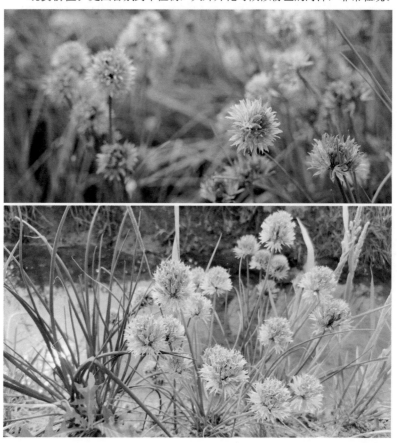

168.博落回

Macleaya cordata (Willd.) R. Br.

科属： 罂粟科博落回属

形态特征： 直立草本，基部木质化，具乳黄色浆汁。叶片宽卵形或近圆形，背面多白粉，被易脱落的细绒毛。大型圆锥花序多花，顶生和腋生。蒴果狭倒卵形或倒披针形，种皮具排成行的整齐的蜂窝状孔穴，有狭的种阜。花果期6～11月份。

生长习性： 喜温暖、湿润的环境。

药用功效： 全草入药，消肿、解毒、杀虫。

观赏价值： 植株高大美丽，花朵鲜艳，开花繁茂，叶大如扇，具有较高观赏性，适宜于园林绿化应用。

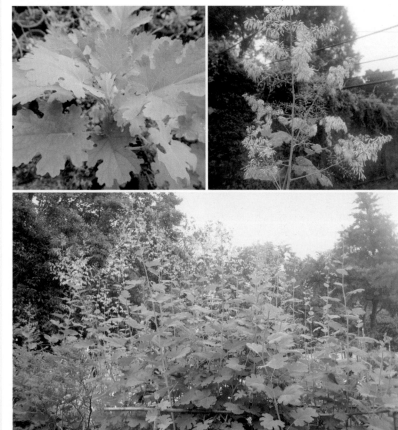

169. 菖蒲

Acorus calamus L.

科属：菖蒲科菖蒲属

形态特征：多年生草本。根茎横走，外皮黄褐色，芳香。叶基生，叶片剑状线形，草质，绿色，光亮。花序柄三棱形，叶状佛焰苞剑状线形，肉穗花序斜向上或近直立，花黄绿色。浆果长圆形，红色。花期6～9月份，果期8～10月份。

生长习性：喜温暖湿润气候，阴湿环境，耐寒忌干旱，冬季地下茎会潜入泥中越冬。

药用功效：根茎入药，开窍化痰、辟秽杀虫。

观赏价值：剑叶翠绿，花艳丽，整株端庄秀丽，在园林中通常丛植在湖、塘岸边，或点缀在庭园水景和临水假山的一隅，也是室内盆栽观赏的佳品。

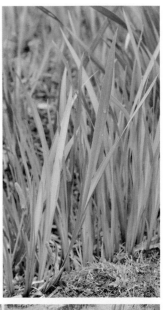

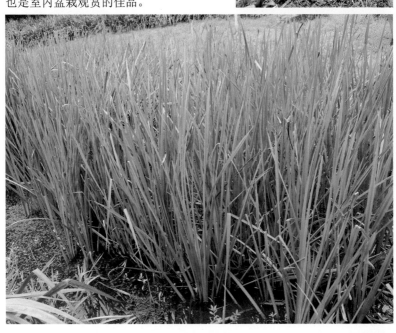

170. 赤胫散

Persicaria runcinata (Buch. -Ham. ex D. Don) H. Gross var. *sinensis* (Hemsl.) Bo Li

科属：蓼科蓼属

形态特征：多年生草本。叶互生，叶基部通常具1对裂片，两面无毛或疏生短糙伏毛。头状花序较小，数个再集成圆锥状。瘦果黑色卵圆形。花期7～8月份。

生长习性：喜光亦耐阴，耐寒，耐瘠薄。

药用功效：全草入药，清热解毒、活血消肿。

观赏价值：叶色多变，小花清新淡雅，适宜布置花境、路边或栽植于疏林下。

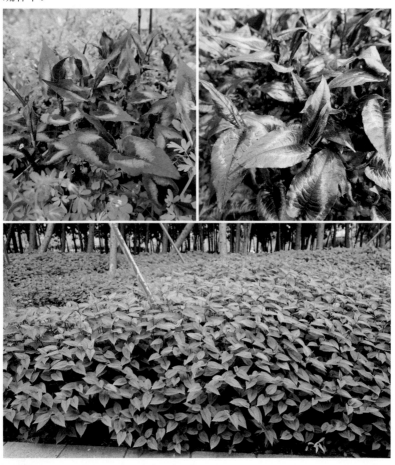

171. 垂盆草

Sedum sarmentosum Bunge

科属：景天科景天属

形态特征：多年生草本。3 叶轮生，叶倒披针形至长圆形基部骤窄、有距。聚伞花序，花瓣黄色。种子卵形。花期 5 ～ 7 月份，果期 8 月份。

生长习性：喜温暖湿润、半阴的环境，适应性强。

药用功效：全草入药，清热解毒。

观赏价值：叶质肥厚，色绿如翡翠，颇为整齐美观。可用于岩石园及吊盆观赏等。

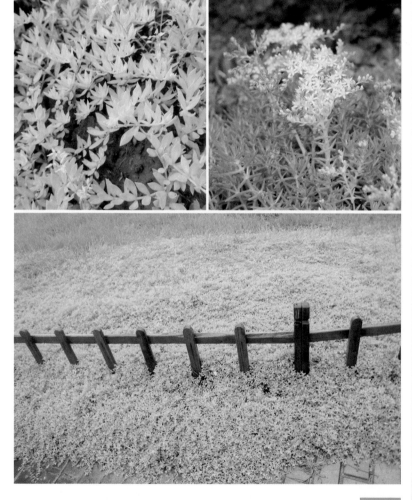

172. 大花葱

Allium giganteum Regel

科属： 石蒜科葱属

形态特征： 多年生常绿草本。地下具鳞茎，圆形。叶宽线形至披针形，绿色。花葶高大，伞形花序球状，有小花数百朵，紫红色。花期春季。

生长习性： 喜冷爽、阳光充足的环境，要求疏松肥沃的黏质壤土，忌湿热多雨，忌连作。

药用功效： 发表通阳、解表发汗，治疗风寒感冒，解毒。

观赏价值： 花形硕大且饱满浑圆，外观规整，姿态挺拔，在现代花艺中常表现高低错落、层次清晰的景观式设计。

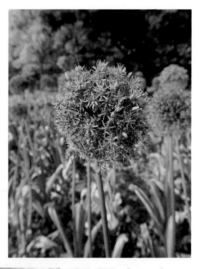

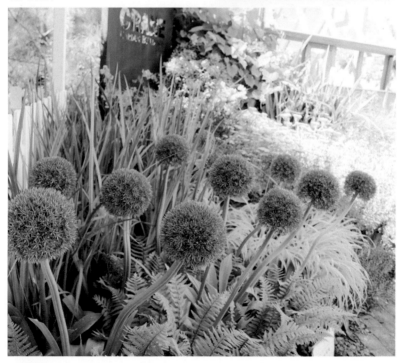

173. 大吴风草

Farfugium japonicum (L. f.) Kitam.

科属： 菊科大吴风草属

形态特征： 多年生莛状草本。叶全部基生，莲座状。头状花序辐射状，排列呈伞房状花序，舌状花黄色。瘦果圆柱形，有纵肋，被成行的短毛。花果期 8 月份至翌年 3 月份。

生长习性： 喜半阴和湿润环境，忌干旱和夏季阳光直射。

药用功效： 全草入药，清热解毒、凉血止血、消肿散结。

观赏价值： 株形饱满、姿态优美、花艳叶翠，十分美观。花朵似菊花，花色明亮，开放时聚集成群，极为惹眼；叶片形态奇特，酷似马蹄，大而靓丽。生命力旺盛，地面覆盖能力强，在园林绿化中常作为营造常绿地被景观的草花，可采用大色块、大面积栽植形成群落，并可作为其他植物景观的烘托，形成令人震撼的景观。

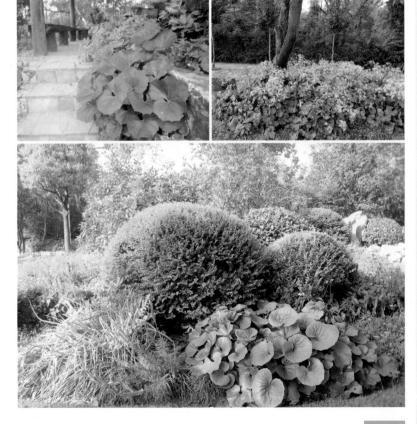

174. 丹参

Salvia miltiorrhiza Bunge

科属： 唇形科鼠尾草属

形态特征： 多年生直立草本。根肥厚，肉质，外面朱红色，内面白色。叶常为奇数羽状复叶，小叶卵圆形或椭圆状卵圆形或宽披针形。轮伞花序，下部者疏离，上部者密集，组成具长梗的顶生或腋生总状花序，花冠紫蓝色。小坚果黑色，椭圆形。花期 4～8 月份，花后见果。

生长习性： 喜温暖湿润气候，耐严寒。

药用功效： 根和根茎入药，活血祛瘀、通经止痛、清心除烦、凉血消痈。

观赏价值： 花色素淡，叶片翠绿，适于作疏林下的地被及花境材料。

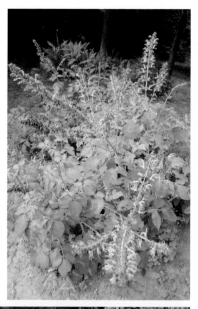

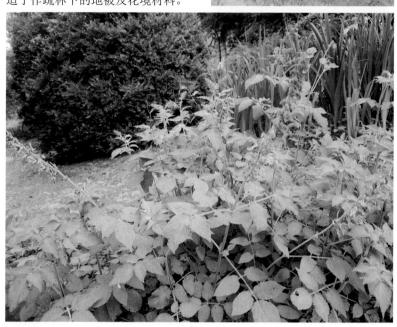

175.灯芯草（灯心草）

Juncus effusus L.

科属：灯芯草科灯芯草属

形态特征：多年生草本。茎丛生，直立，圆柱形，淡绿色，具纵条纹，茎内充满白色的髓心。叶片退化为刺芒状。聚伞花序假侧生，含多花，排列紧密或疏散，花被片黄绿色。蒴果长圆形或卵形，黄褐色。花期4～7月份，果期6～9月份。

生长习性：喜温暖且光照充足的环境，生于潮湿地带及沟渠旁边。

药用功效：茎内白色髓心入药，利尿、清凉、镇静。

观赏价值：春末夏初开花，小巧可爱。可以作为湿地观赏和净化水质的绿植。

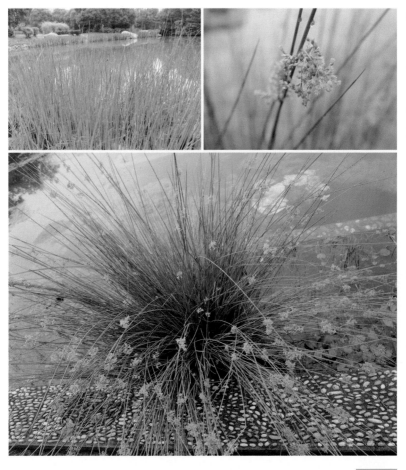

176. 地榆

Sanguisorba officinalis L.

科属： 蔷薇科地榆属

形态特征： 多年生草本。基生叶为羽状复叶，小叶片卵形或长圆状卵形；茎生叶较少，小叶片长圆形至长圆披针形，狭长。穗状花序椭圆形，圆柱形或卵球形，萼片紫红色。果实包藏在宿存萼筒内。花果期 7～10 月份。

生长习性： 喜温暖湿润环境，耐寒，对土壤要求不严。

药用功效： 根入药，凉血止血、解毒敛疮。

观赏价值： 叶形美观，其紫红色穗状花序摇曳于翠叶之间，高贵典雅，可作花境背景，或栽植于庭园、花园供观赏。

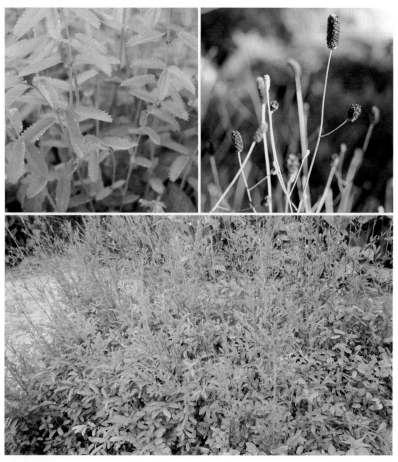

177. 短葶山麦冬（阔叶麦冬）

Liriope muscari (Decaisne) L. H. Bailey

科属： 天门冬科山麦冬属

形态特征： 多年生草本。根细长，分枝多，有时局部膨大成纺锤形的小块根，肉质；根状茎短，木质。叶密集成丛，革质。花葶通常长于叶，总状花序，花簇生于苞片腋内，花被片紫色或红紫色。种子球形，初期绿色，成熟时变黑紫色。花期 7 ~ 8 月份，果期 9 ~ 11 月份。

生长习性： 耐阴性强，喜温暖湿热气候，较耐寒。

药用功效： 块根入药，清肺止咳，化痰平喘，降血压。

观赏价值： 株丛繁茂，终年常绿，为良好的地被植物，亦可作花境、花坛、岩石园等镶边材料。

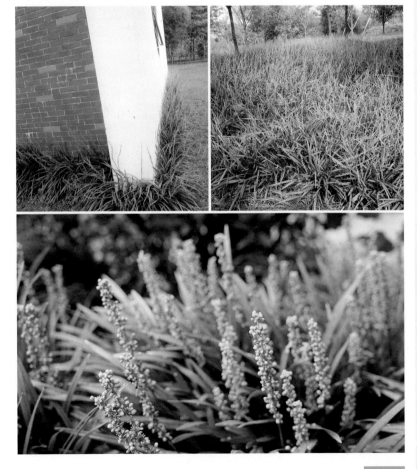

178. 鹅掌草（林荫银莲花）

Anemone flaccida Fr. Schmidt

科属： 毛茛科银莲花属

形态特征： 多年生草本。叶片薄草质，五角形。花葶只在上部有疏柔毛，萼片白色，花丝丝状。4～6月份开花。

生长习性： 喜凉爽、潮润、阳光充足的环境，较耐寒，忌高温多湿。

药用功效： 根茎入药，祛风湿、利筋骨。

观赏价值： 叶形雅致，叶色青翠，花期长，花姿柔美，适宜用于花坛、花境布置，也宜成片栽植于疏林下、草坪边缘，若与小毛茛等混植，形成自然的疏花草地，春季开花时节，观赏效果最佳。

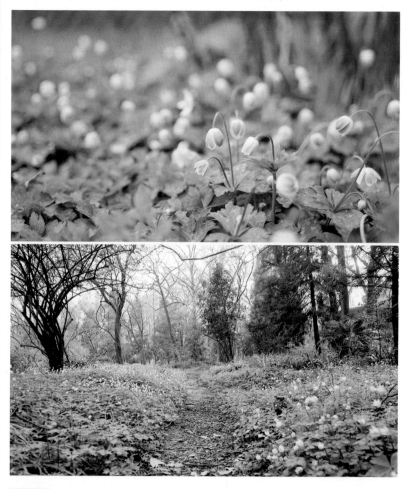

179. 番红花

Crocus sativus L.

科属： 鸢尾科番红花属

形态特征： 多年生草本。球茎扁圆球形，外有黄褐色的膜质包被。叶基生，条形，灰绿色，边缘反卷；叶丛基部包有膜质的鞘状叶。花茎甚短，不伸出地面；花淡蓝色、红紫色、黄色或白色，有香味。蒴果椭圆形。花期 10 ～ 11 月份，花朵白天开放，晚上闭合。

生长习性： 喜冷凉、湿润和半阴环境，怕酷热，较耐寒。

药用功效： 花柱及柱头入药，活血、化瘀、生新、镇痛、健胃、通经。

观赏价值： 植株散漫飘逸，花色鲜艳丰富，具特异芳香，是点缀花坛和布置园艺的好材料，也可盆栽或水养供室内观赏。

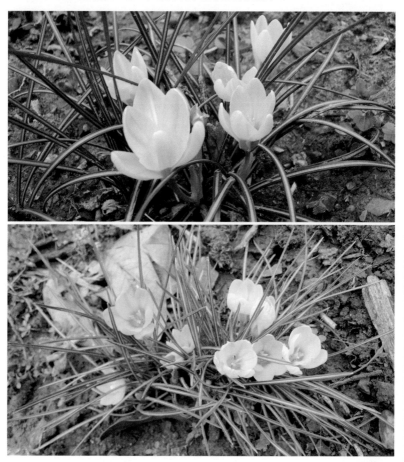

180. 翻白草

Potentilla discolor Bge.

科属： 蔷薇科委陵菜属

形态特征： 多年生草本。花茎直立，密被白色绵毛。基生叶丛生，单数羽状复叶。茎生叶小，三出复叶。小叶上面稍有柔毛，下面密被白色绵毛。聚伞花序有花数朵至多朵，疏散，花瓣黄色。瘦果近肾形。

生长习性： 喜微酸性至中性、排水良好的湿润土壤，也耐干旱瘠薄。

药用功效： 全草入药，能解热、消肿、止痢、止血。

观赏价值： 花多，叶片风一吹就翻白，很有特色，常被用来作盆栽、盆景等。

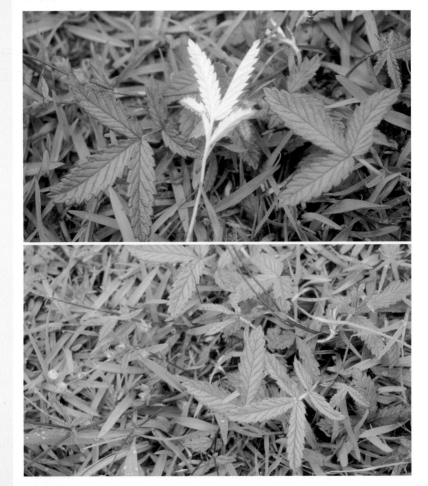

181. 费菜（景天三七）

Phedimus aizoon (Linnaeus) 't Hart

科属： 景天科费菜属

形态特征： 多年生草本。根状茎短，直立。叶互生，狭披针形、椭圆状披针形至卵状倒披针形，坚实，近革质。聚伞花序有多花，肉质萼片，花黄色。花期 6～7 月份，果期 8～9 月份。

生长习性： 喜光照，喜温暖湿润气候，不耐水涝。

药用功效： 根或全草入药，止血散瘀、安神镇痛。

观赏价值： 叶子和花具有观赏性，一般用于花坛、花境以及地被栽种，也可以用盆栽或者是吊栽的，调节空气以及湿度、点缀平台庭院等。

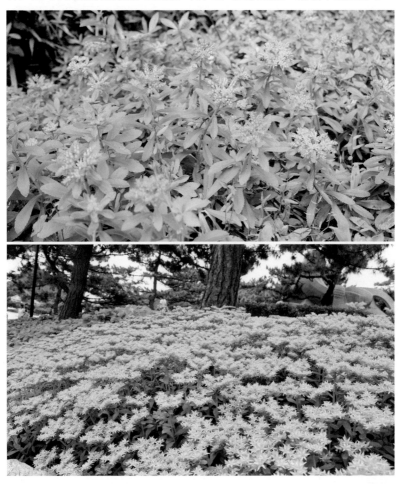

182.佛甲草

Sedum lineare Thunb.

科属：景天科景天属

形态特征：多年生草本，无毛。3叶轮生，少有4叶轮或对生的，叶线形。花序聚伞状，顶生，花瓣黄色。种子小。花期4～5月份，果期6～7月份。

生长习性：适应性强，耐寒，耐旱，耐盐碱，耐贫瘠。

药用功效：全草入药，清热解毒、散瘀消肿、止血。

观赏价值：植株精致，花朵漂亮，叶片翠绿，四季常青，观赏性极佳，用来点缀客厅、窗台、阳台、书房等处显得清新自然、绿意盎然。

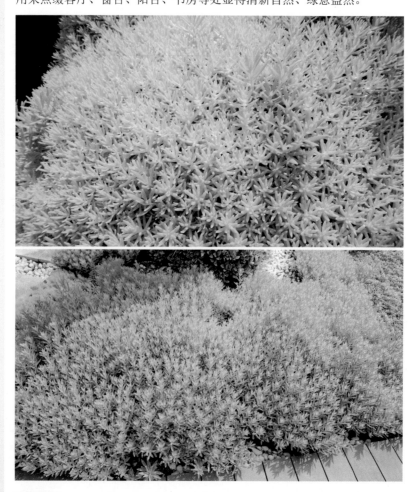

183. 海金沙

Lygodium japonicum (Thunb.) Sw.

科属：海金沙科海金沙属

形态特征：多年生攀援草本。叶轴具窄边，羽片多数，对生于叶轴短距两侧；不育羽片尖三角形，两侧有窄边，二回羽状，叶干后褐色，纸质。孢子囊穗长度超过小羽片中央不育部分，排列稀疏，暗褐色。

生长习性：喜温暖湿润、阳光充足的环境，但不耐强光直射，也不能忍耐寒冷和干旱。

药用功效：干燥成熟孢子以及其藤部入药，清热解毒、祛风除湿、利尿止痛。

观赏价值：在蕨类中是唯一能以叶轴攀援的，其倒垂的碧绿细枝，婀娜多姿，是一种少有的悬垂吊挂的盆栽珍品。布置于较宽的居室中，枝叶繁茂、浓绿，使人有清凉之感，也可露地栽培，作绿篱材料。

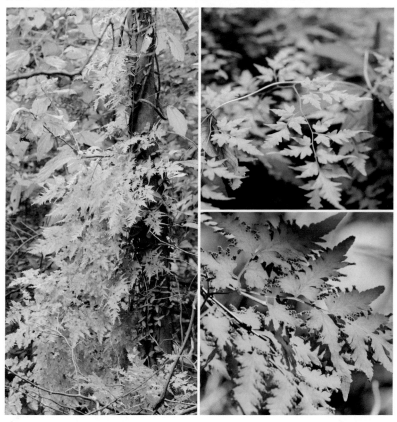

184. 杭白菊

Chrysanthemum morifolium 'Hangbaiju'

科属：菊科菊属

形态特征：多年生草本。叶卵形至披针形，羽状浅裂或半裂。头状花序，舌状花白色，瘦果不发育。花期9～11月份。

生长习性：喜光，耐寒不耐高温。

药用功效：花序入药，止痢、消炎、明目、降压、降脂、强身。

观赏价值：花瓣较为厚实，朵形也相对较大，开花量大，花瓣白如玉，花蕊金黄，看起来非常漂亮，常植于庭院、花坛内，也可点缀窗台、阳台。

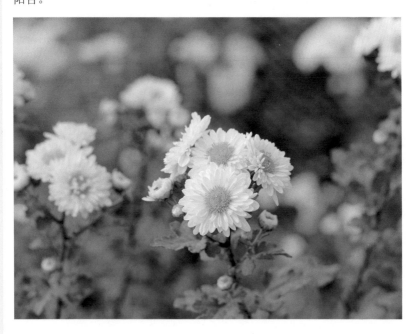

185. 黑心菊（黑心金光菊）

Rudbeckia hirta L.

科属：菊科金光菊属

形态特征：一年或二年生草本。下部叶长卵圆形，长圆形或匙形；上部叶长圆披针形。头状花序径 5 ～ 7cm，花序梗长，舌状花鲜黄色，管状花暗褐色或暗紫色。瘦果四棱形，黑褐色。花期 5 ～ 11 月份。

生长习性：喜向阳通风的环境，较耐寒，耐旱，适应性很强。

药用功效：花序入药，清热解毒。

观赏价值：颜色艳丽，花朵美丽动人，外形整体构造别致。既可地栽，亦能盆养，也可以作为插花材料。

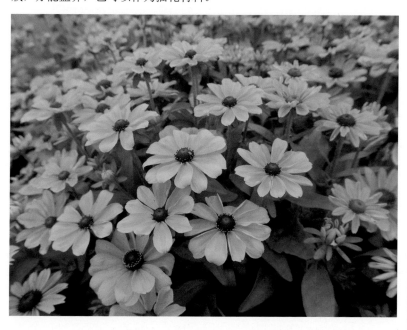

186. 忽地笑

Lycoris aurea (L'Her.) Herb.

科属： 石蒜科石蒜属

形态特征： 多年生草本，鳞茎卵形。秋季出叶，叶剑形，向基部渐狭，顶端渐尖，中间淡色带明显。伞形花序，花黄色，花被裂片背面具淡绿色中肋，强度反卷和皱缩。蒴果具三棱，室背开裂。花期8～9月份，果期10月份。

生长习性： 喜阳光、潮湿环境，能耐半阴和干旱环境，稍耐寒。

药用功效： 鳞茎入药，润肺止咳、解毒消肿。

观赏价值： 比较常见的园林观赏植物，冬天长叶，秋天赏花，别具一格。常用作背阴处绿化，可作花坛或花境材料，亦是美丽的切花。

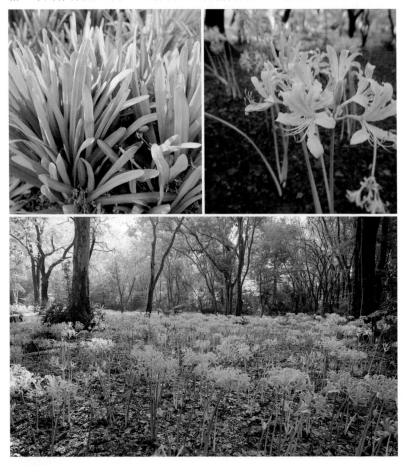

187. 蝴蝶花

Iris japonica Thunb.

科属： 鸢尾科鸢尾属

形态特征： 多年生草本。根状茎可分为较粗的直立根状茎和纤细的横走根状茎。叶基生，暗绿色，有光泽，近地面处带红紫色，剑形，顶生稀疏总状聚伞花序，花淡蓝色或蓝紫色。蒴果椭圆状柱形，6 条纵肋明显，成熟时自顶端开裂至中部。花期 3～4 月份，果期 5～6 月份。

生长习性： 喜冷凉环境、喜光，不耐高温、不耐寒。

药用功效： 全草入药，消肿止痛、清热解毒。

观赏价值： 花形俏丽，色彩斑斓，景观点缀效果好。

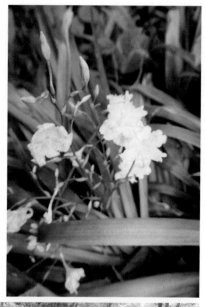

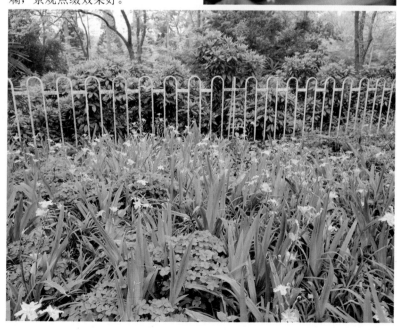

188. 虎耳草

Saxifraga stolonifera Curt.

科属： 虎耳草科虎耳草属

形态特征： 多年生草本。基生叶具长柄，叶片近心形、肾形至扁圆形；茎生叶披针形。聚伞花序圆锥状，花瓣白色，中上部具紫红色斑点，基部具黄色斑点。花果期 4 ～ 11 月份。

生长习性： 喜温暖湿润环境，耐半阴，忌强光。

药用功效： 全草入药，祛风清热、凉血解毒。

观赏价值： 茎长而匍匐下垂，茎尖着生小株，犹如金线吊芙蓉。可用于岩石园绿化，或盆栽供室内垂挂。

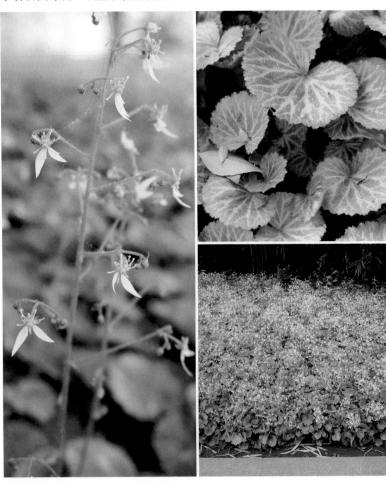

189. 花叶芦竹

Arundo donax L. 'Versicolor'

科属： 禾本科芦竹属

形态特征： 多年生草本，具发达根状茎。秆粗大直立，叶鞘长于节间，叶片伸长，具白色纵长条纹。圆锥花序极大型，分枝稠密，斜升。颖果细小黑色。花果期 9 ～ 12 月份。

生长习性： 喜光，喜温，耐水湿，不耐干旱和强光，喜疏松、肥沃及排水好的沙壤土。

药用功效： 根状茎入药，清热泻火。

观赏价值： 观叶植物，早春叶色黄白条纹相间，后增加绿色条纹，盛夏新生叶则为绿色。花序可用作切花。主要用于水景园林背景材料，也可点缀于桥、亭、榭四周，或盆栽用于庭院观赏。

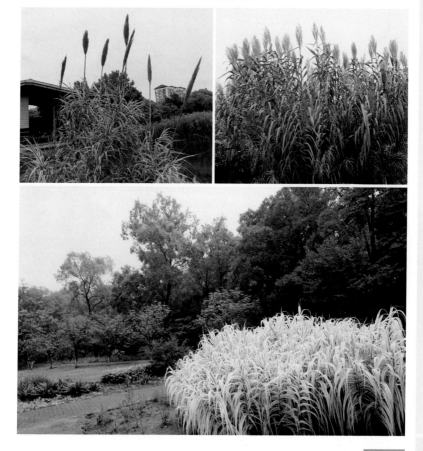

190. 华东唐松草

Thalictrum fortunei S. Moore

科属： 毛茛科唐松草属

形态特征： 多年生草本。基生叶为二至三回三出复叶，小叶草质，背面粉绿色，顶生小叶近圆形。复单歧聚伞花序圆锥状，萼片白色或淡堇色。瘦果无柄，圆柱状长圆形。花期3～5月份。

生长习性： 适应性强，喜阳又耐半阴，喜潮湿环境。

药用功效： 根及根茎入药，清热泻火、燥湿解毒。

观赏价值： 茎叶舒展有度，细腻雅致，且有白霜；花小繁密，花萼、花丝披散，风姿雅丽。可林下丛植或点缀岩石之旁，亦可盆栽。

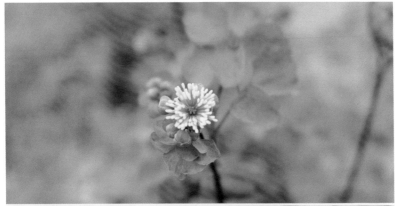

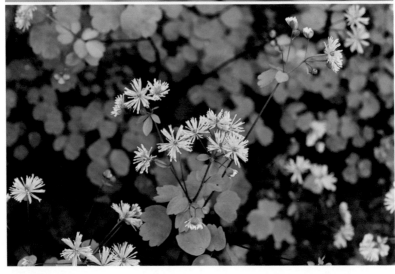

191. 活血丹

Glechoma longituba (Nakai) Kupr.

科属：唇形科活血丹属

形态特征：多年生草本。叶草质，下部者较小，叶片心形或近肾形。轮伞花序，花冠淡蓝、蓝至紫色，下唇具深色斑点。成熟小坚果深褐色，长圆状卵形。花期 4 ～ 5 月份，果期 5 ～ 6 月份。

生长习性：喜阴湿环境，怕强光直射，对土壤的要求并不高。

药用功效：全草入药，清热解毒、利尿排石、散瘀消肿。

观赏价值：淡紫色的花，圆形叶片类似于铜币，具有很好的实用和观赏价值，是阴湿环境的优良观叶地被植物。多用于片林下、灌丛中阴湿处，是城市立交桥、高架桥下的地被新宠。也可用于盆栽观赏及岩石园、花坛、花境的配植。

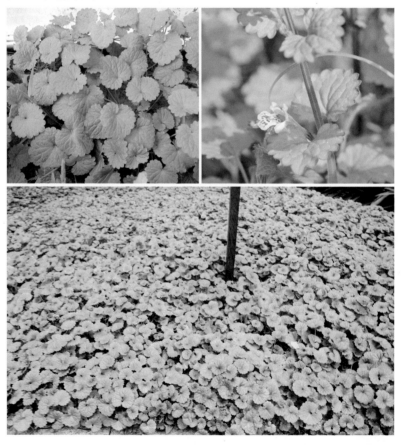

192.霍州油菜

Thermopsis chinensis Benth. ex S. Moore

科属：豆科野决明属

形态特征：多年生草本。3小叶，小叶倒卵形或线状披针形。总状花序顶生，花互生，花冠黄色，花瓣均具长瓣柄，旗瓣近圆形。荚果向上直指，披针状线形，薄木质，棕色，被淡黄色贴伏长硬毛。花期4～5月份，果期6～7月份。

生长习性：喜冷凉或较温暖的气候。

药用功效：根、种子入药，清热、明目。

观赏价值：园林中可片植、丛植，有很好的绿化和美化效果。

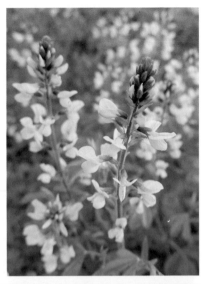

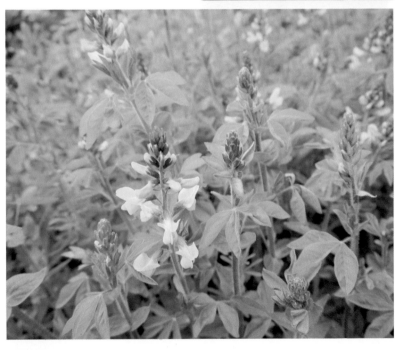

193. 藿香

Agastache rugosa (Fisch. et Mey.) O. Ktze.

科属：唇形科藿香属

形态特征：多年生草本。叶心状卵形至长圆状披针形，纸质，上面橄榄绿色，近无毛，下面略淡，被微柔毛及点状腺体。轮伞花序多花，在主茎或侧枝上组成顶生密集的圆筒形穗状花序。花冠淡紫蓝色，外被微柔毛，冠檐二唇形。成熟小坚果卵状长圆形，腹面具棱，先端具短硬毛，褐色。花期6～9月份，果期9～11月份。

生长习性：喜温暖湿润和阳光充足环境，地上部分不耐寒，怕干燥和积水，对土壤要求不严。

药用功效：全草入药，祛暑解表、化湿和胃。

观赏价值：叶片翠绿，茎叶和花都具有香气，观叶闻香赏花，密集的淡紫红色花盛开时景观非常美丽，适用于花境、池畔和庭院成片栽植，也可盆栽观赏，十分幽雅。

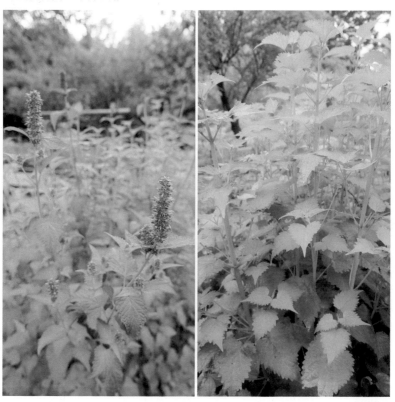

194. 藿香蓟

Ageratum conyzoides L.

科属： 菊科藿香蓟属

形态特征： 一年生草本。叶对生，有时上部互生，常有腋生的不发育的叶芽。头状花序4～18个通常在茎顶排成紧密的伞房状花序。瘦果黑褐色，有白色稀疏细柔毛。花果期全年。

生长习性： 喜温暖、阳光充足的环境，对土壤要求不严。不耐寒，在酷热下生长不良。

药用功效： 全草入药，祛风清热、止痛、止血、排石。

观赏价值： 株丛繁茂，花色淡雅，常用来配植于花坛和地被，也可用于小庭院、路边、岩石旁点缀。矮生种可盆栽观赏，高秆种用于切花插瓶或制作花篮。

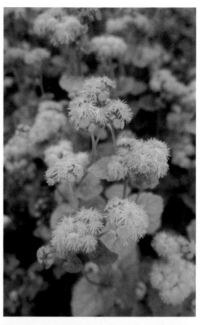

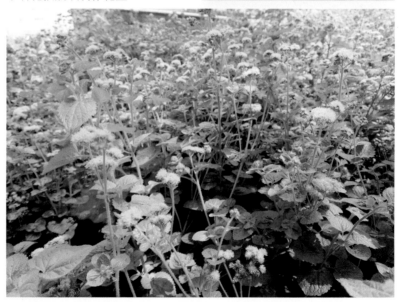

195. 蕺菜（鱼腥草）

Houttuynia cordata Thunb.

科属： 三白草科蕺菜属

形态特征： 多年生草本，全株有腥臭味；茎下部伏地，节上轮生小根，上部直立，有时紫红色。叶互生，薄纸质，有腺点，背面尤甚。花白色，无花被，穗状花序顶生或与叶对生。蒴果顶端有宿存的花柱。花期4～7月份。

生长习性： 喜温暖潮湿环境，忌干旱。耐寒，怕强光。

药用功效： 全株入药，清热解毒、利尿通淋。

观赏价值： 枝叶碧绿，花蕊突出，是点缀园林水景区的优良观赏植物材料，与周围其他植物搭配种植，能突出园林水景之美。

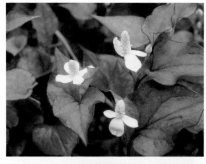

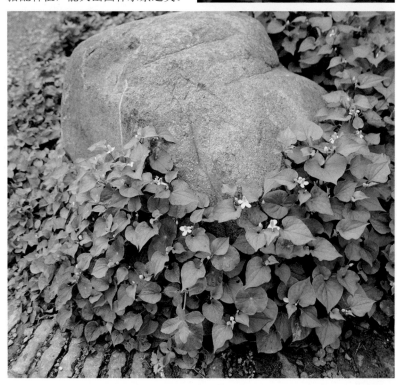

196. 剪春罗（剪夏罗）

Silene banksia (Meerb.) Mabb.

科属： 石竹科蝇子草属

形态特征： 多年生草本。叶卵状披针形，基部楔形。二歧聚伞花序具数花，花瓣橘红色。蒴果长椭圆形，具宿存萼。花期6～7月份，果期8～9月份。

生长习性： 喜湿润环境，耐阴，耐寒。

药用功效： 全草入药，清热除湿、泻火解毒。

观赏价值： 花大色艳，作为观花地被植物，也可布置花坛，还可盆栽或作切花用。

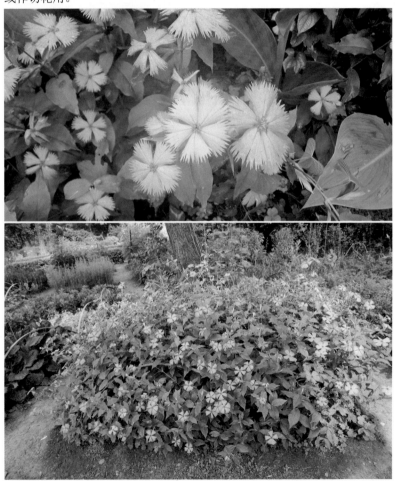

197. 姜花

Hedychium coronarium Koen.

科属：姜科姜花属

形态特征：多年生草本。叶片长圆状披针形或披针形，顶端长渐尖。穗状花序顶生，椭圆形，花芬芳，白色。花期 8 ～ 12 月份。

生长习性：喜高温、高湿、半荫蔽环境。

药用功效：根状茎入药，祛风除湿、温中散寒。

观赏价值：具秀气的外形以及独特的清香，是典型的家庭观赏型盆栽和天然的空气清新剂。此外，还可用于盆栽和切花，也可配植于园林。

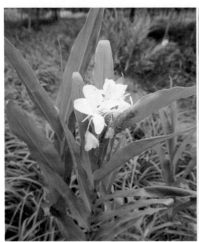
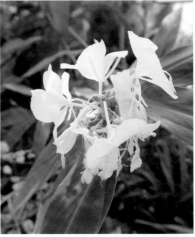
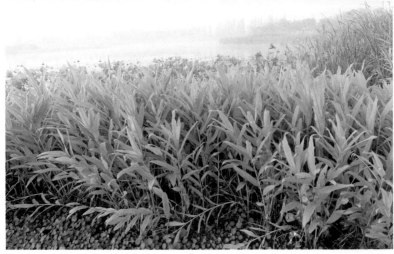

198. 接骨草

Sambucus javanica Blume

科属： 天门冬科接骨木属

形态特征： 高大草本或半灌木，茎有棱条，髓部白色。羽状复叶的托叶叶状或有时退化成蓝色的腺体，小叶互生或对生，狭卵形。复伞形花序顶生，大而疏散，花冠白色，花药黄色或紫色。果实红色，近圆形。花期4～5月份，果熟期8～9月份。

生长习性： 喜较凉爽和湿润的气候，耐寒。

药用功效： 全草入药，去风湿、通经活血、解毒消炎。

观赏价值： 花小但数量很多，秋季可结出晶莹剔透的红色浆果，是较好的观花观果植物，因其为湿地植物，一般用作城市、河湖边绿化带的地被植物。

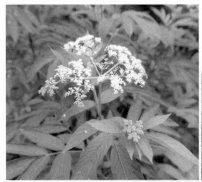
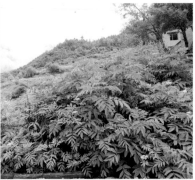
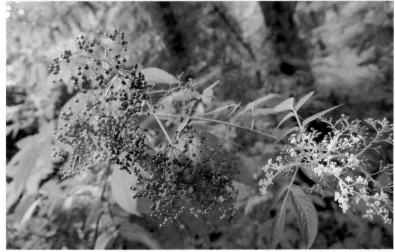

199. 金鸡菊

Coreopsis basalis (A. Dietr.) S. F. Blake

科属： 菊科金鸡菊属

形态特征： 一年生或二年生草本植物。叶片羽状分裂，裂片圆卵形至长圆形。头状花序单生于枝端，舌状花黄色，基部紫褐色，状黑紫色。瘦果倒卵形，花期 7～9 月份。

生长习性： 喜温暖、湿润和阳光充足的环境。

药用功效： 全草入药，解热毒、消痈肿。

观赏价值： 常年翠绿至冬不凋，花色丰富，花期长，夏赏花冬观叶，可用于花境或切花摆盘。

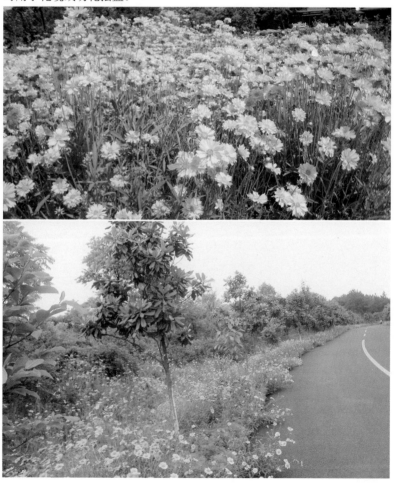

200. 金钱蒲

Acorus gramineus Soland.

科属：菖蒲科菖蒲属

形态特征：多年生草本。根茎芳香，外部淡褐色。叶片薄，暗绿色，线形。花序柄腋生，叶状佛焰苞，肉穗花序圆柱状，花白色。幼果绿色，成熟时黄绿色或黄白色。花果期 2～6 月份。

生长习性：喜阴湿环境，不耐阳光暴晒，不耐干旱，稍耐寒。

药用功效：根茎入药，开窍、豁痰、理气、活血、散风、去湿。

观赏价值：叶丛翠绿、端庄秀丽、香气怡人，适合水景岸边及水体绿化，是现代园林绿化中常用的水生植物，还可作插花材料。

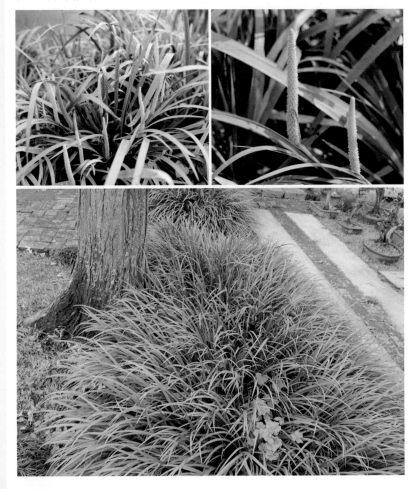

201. 锦葵

Malva cathayensis M. G. Gilbert, Y. Tang & Dorr

科属：锦葵科锦葵属

形态特征：二年生或多年生直立草本。叶圆心形或肾形，两面均无毛或仅脉上疏被短糙伏毛。花簇生，紫红色或白色。果扁圆形，种子黑褐色，肾形。花期5～10月份。

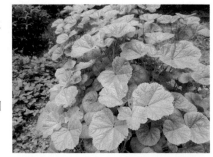

生长习性：喜光，耐寒，喜冷凉，能自播，不择土壤。

药用功效：花、叶、茎入药，利尿通便、清热解毒。

观赏价值：花大艳丽，花期长，叶色浓绿，多用于花境造景，种植在庭院边角等地。

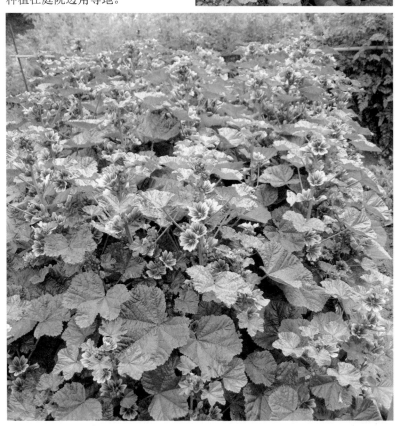

202. 荆芥

Nepeta cataria L.

科属：唇形科荆芥属

形态特征：多年生植物。茎坚强，基部木质化，具浅槽，被白色短柔毛。叶卵状至三角状心脏形，草质，上面黄绿色，被极短硬毛，下面略发白，被短柔毛但在脉上较密。花序为聚伞状，下部的腋生，上部的组成连续或间断的、较疏松或极密集的顶生分枝圆锥花序，聚伞花序呈二歧状分枝。花冠白色，下唇有紫点，外被白色柔毛，内面在喉部被短柔毛。小坚果卵形，几乎三棱状，灰褐色。花期 7 ～ 9 月份，果期 9 ～ 10 月份。

生长习性：适应能力强，喜阳光，多生长在温暖湿润的环境中，对土壤要求不严格。

药用功效：地上部位入药，解表散风、透疹。

观赏价值：叶片常年碧绿，全年覆盖效果好，全株芳香，气味宜人，宜赏叶、观花相结合。

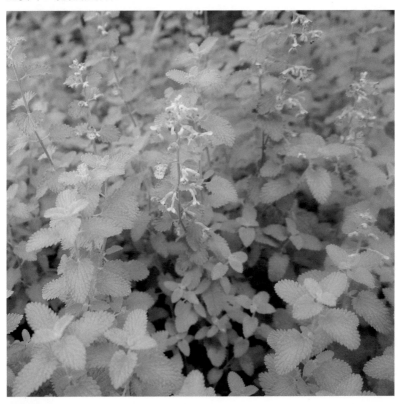

203. 九头狮子草

Peristrophe japonica (Thunb.) Bremek.

科属：爵床科观音草属

形态特征：草本。叶卵状矩圆形，顶端渐尖或尾尖。花序顶生或腋生于上部叶腋，由聚伞花序组成，花冠粉红色至微紫色。蒴果疏生短柔毛，开裂时胎座不弹起。

生长习性：喜阴湿、温暖的环境，稍耐寒。

药用功效：全草入药，发汗解表、清热解毒、镇痉。

观赏价值：遮阴环境下也能保持良好的株形，并且不需要人工干预修剪就能长成自然的球形，颇具观赏性，可以代替一些球形灌木，种植在光照不太好的地方。

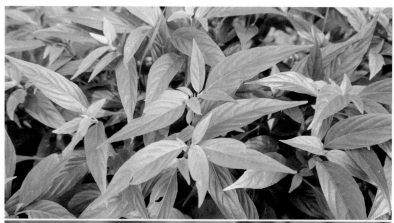

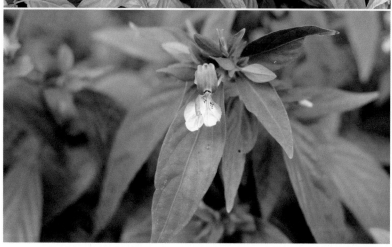

204. 桔梗

Platycodon grandiflorus (Jacq.) A. DC.

科属： 桔梗科桔梗属

形态特征： 多年生草本。叶全部轮生，部分轮生至全部互生，叶片卵形，卵状椭圆形至披针形。花单朵顶生，或数朵集成假总状花序，或有花序分枝而集成圆锥花序，花冠蓝色或紫色。蒴果球状，或球状倒圆锥形，或倒卵状。花期 7 ～ 9 月份。

生长习性： 喜欢凉爽的气候，比较耐寒，适宜生长在阳光充足的环境下。

药用功效： 根入药，止咳、祛痰、消炎。

观赏价值： 花期长，颜色鲜艳，具有极高的观赏价值，十分适宜作盆栽花或地植于花坛。

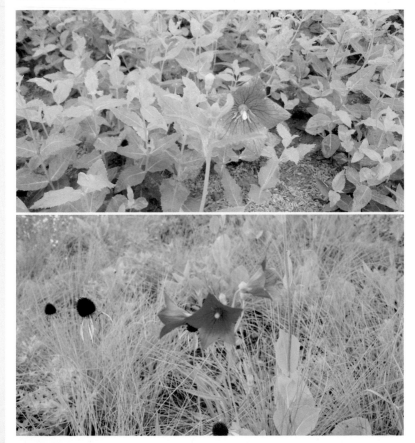

205. 菊花

Chrysanthemum morifolium Ramat.

科属：菊科菊属

形态特征：多年生草本。茎直立，分枝或不分枝，被柔毛。叶卵形至披针形，羽状浅裂或半裂，有短柄，叶下面被白色短柔毛。头状花序，大小不一。总苞片多层，外层外面被柔毛。舌状花颜色各种。管状花黄色。花期 9 ～ 11 月份。

生长习性：喜凉，耐寒，喜阳光充足。

药用功效：头状花序入药，散风清热、平肝明目。

观赏价值：由于菊花傲霜而立，凌寒不凋，花姿飘逸，淡意疏容，晚香凝美，是金秋时节赏心悦目的上等景观饰品，无论是在公园、花坛、花境、居室、窗台、会场，它那淡淡的幽香、落落大方的姿态、刚傲横曳的韵致，都会给人以美的享受。

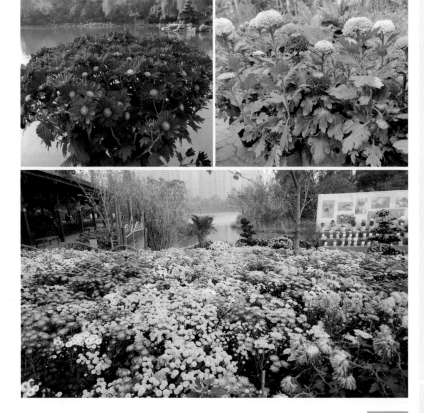

206. 聚合草

Symphytum officinale L.

科属： 紫草科聚合草属

形态特征： 丛生型多年生草本。叶片带状披针形、卵状披针形至卵形。花序含多数花，花冠淡紫色、紫红色至黄白色。小坚果歪卵形，黑色。花期5～10月份。

生长习性： 既耐寒又抗高温，不受地域限制，对土壤也无严格要求。

药用功效： 根入药，凉血、活血、清热、解毒。

观赏价值： 花朵色彩丰富多变。花瓣有淡紫、淡黄、白色等颜色，盛开时满株繁华，煞是好看，可作庭园植物、地被植物和盆栽等。

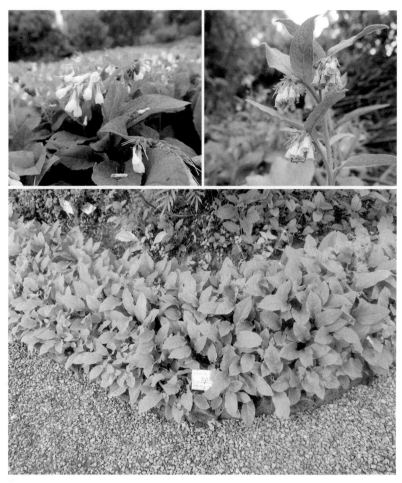

207. 决明

Senna tora (Linnaeus) Roxburgh

科属： 豆科决明属

形态特征： 直立、粗壮、一年生亚灌木状草本。叶轴上每对小叶间有棒状的腺体 1 枚；小叶膜质，倒卵形或倒卵状长椭圆形。花腋生，通常 2 朵聚生，花瓣黄色。荚果纤细，近四棱形，两端渐尖，膜质。花果期 8 ～ 11 月份。

生长习性： 喜高温、湿润气候。适宜于沙质壤土、腐殖质土或肥分中等的土中生长。

药用功效： 种子入药，清肝明目、利水通便。

观赏价值： 黄花灿烂，鲜艳夺目，是粗放的草本花卉和传统的药用花卉，在园林中最宜群植，装饰林缘，或作为低矮花卉的背景材料。

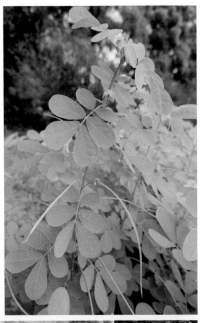

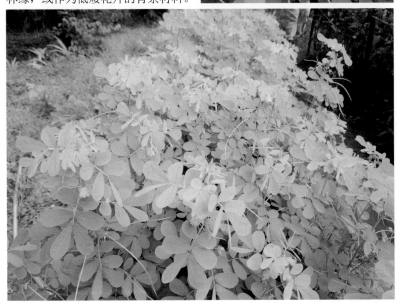

208. 阔叶补血草

Limonium gerbera Soldano

科属：白花丹科补血草属

形态特征：多年生宿根性草本。植株莲座状，叶丛生，叶片椭圆形。聚伞圆锥花序，顶生，花淡蓝色。花期 6 ～ 10 月份。

生长习性：喜阳光充足、干燥、凉爽及通风良好的环境，忌潮湿、闷热，耐旱，较耐寒。

药用功效：根入药，止血散瘀。

观赏价值：花朵细小，色彩淡雅，观赏期长，是常用的插花花材，也可加工或自然干燥而成为干燥花。

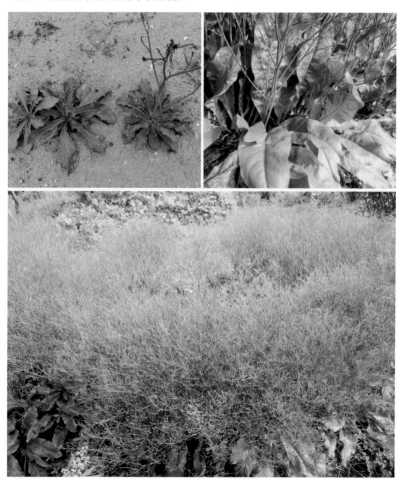

209.莲（荷花）

Nelumbo nucifera Gaertn.

科属：莲科莲属

形态特征：多年生水生草本；根状茎横生，肥厚，节长。叶圆形盾状，中空，常具刺。花单生于花葶顶端，花瓣红色、粉红色或白色。坚果椭圆形或卵形。花期6～8月份，果期8～10月份。

生长习性：喜阳光充足、温暖潮湿、通风良好的环境。

药用功效：叶、叶柄、花托、花、雄蕊、果实、种子及根状茎均入药。莲子心：清心火、降血压。老熟果实：健脾止泻。花托：消瘀止血。雄蕊：固肾涩精。荷叶：升清降浊、清暑解热。叶柄：消暑、宽中理气。花蕾：祛湿止血。根状茎：凉血散瘀、止渴除烦。藕节：消瘀止血。

观赏价值：以清新脱俗而著称，花盛开时，将水面点缀得壮观秀丽，是布置水景的重要花卉。

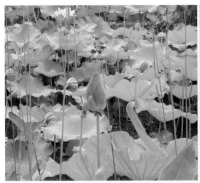
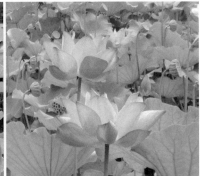
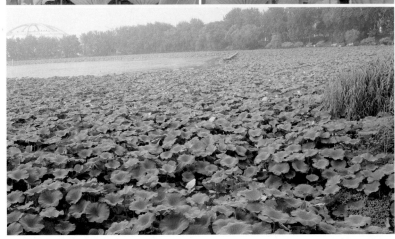

210. 龙胆

Gentiana scabra Bunge

科属： 龙胆科龙胆属

形态特征： 多年生草本。枝下部叶膜质，淡紫红色；中、上部叶近革质，卵形或卵状披针形至线状披针形。花多数，簇生于枝顶和叶腋，冠蓝紫色，有时喉部具多数黄绿色斑点。蒴果内藏，宽椭圆形。花果期5～11月份。

生长习性： 喜凉爽和湿润的环境。

药用功效： 根及根茎入药，泻肝胆实火，除下焦湿热。

观赏价值： 花色艳丽，色彩丰富，适宜作为花坛、花境或盆花。龙胆花在秋冬季一片枯黄的草丛中临风开放，显得分外朴实和幽静，龙胆开花一片片一簇簇，临风摇曳，显出一种淡雅、素静的美。

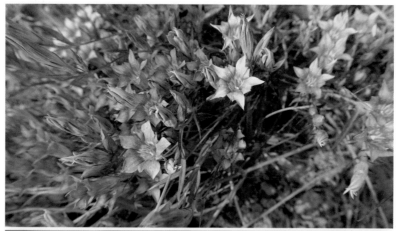

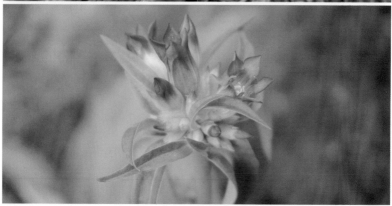

211. 龙牙草

Agrimonia pilosa Ldb.

科属： 蔷薇科龙牙草属

形态特征： 多年生草本。叶为间断奇数羽状复叶，小叶倒卵形、倒卵椭圆形或倒卵披针形。花序穗状总状顶生，花瓣黄色。果实倒卵圆锥形，顶端有数层钩刺，幼时直立，成熟时靠合。花果期 5 ～ 12 月份。

生长习性： 喜温暖湿润的气候，耐热，耐寒。

药用功效： 全草入药，止血、强心、强壮、止痢、消炎。

观赏价值： 花黄色。夏天，穗状的花序逐渐开放，金黄色的花瓣精致可爱。

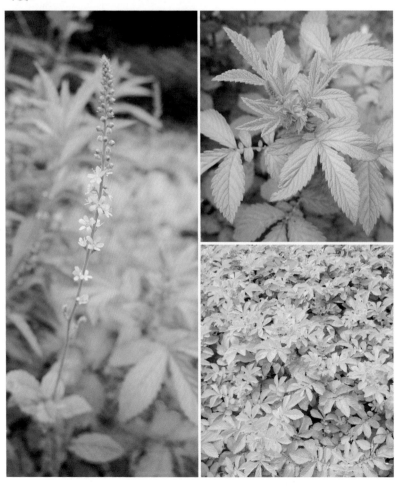

212.楼斗菜

Aquilegia viridiflora Pall.

科属：毛茛科楼斗菜属

形态特征：多年生草本。基生叶少数，二回三出复叶；茎生叶数枚，为一至二回三出复叶，向上渐变小。花倾斜或微下垂，花瓣黄绿色。蓇葖果，种子具微凸起的纵棱。5～7月份开花，7～8月份结果。

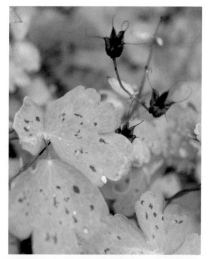

生长习性：喜凉爽气候，忌夏季高温曝晒，性强健而耐寒，喜富含腐殖质、湿润而排水良好的沙质壤土。

药用功效：全草入药，活血调经、凉血止血、清热解毒。

观赏价值：叶片奇特，花姿优雅，花色明亮，可以成片栽种于溪边、洼地、草坪、庭院四周，可布置花境、花坛或者岩石园，也可用作切花。

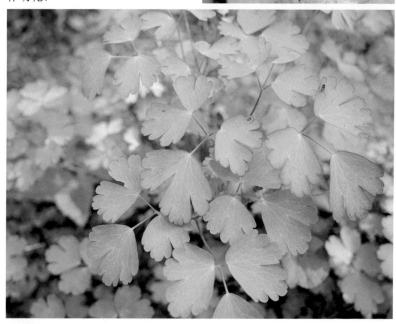

213. 芦苇

Phragmites australis (Cav.) Trin. ex Steud.

科属： 禾本科芦苇属

形态特征： 多年生草本，根状茎十分发达。秆直立，节下被蜡粉，叶片披针状线形。圆锥花序大型，着生稠密下垂的小穗，颖果长圆形。花果期7～9月份。

生长习性： 喜光，耐寒，耐酷热。多生长于池沼、河岸、河溪边等多水地区。

药用功效： 根茎入药，清热生津、除烦止渴、止呕、泻胃火、利二便。

观赏价值： 茎秆直立，植株高大，迎风摇曳，野趣横生。种在公园的湖边，开花季节特别美观。

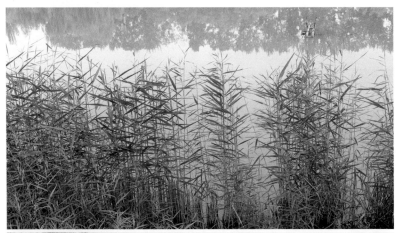

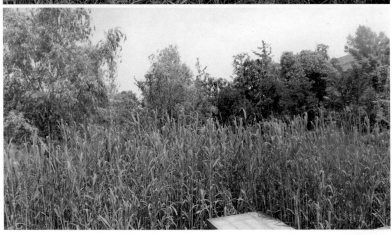

214. 芦竹

Arundo donax L.

科属： 禾本科芦竹属

形态特征： 多年生草本，具发达根状茎。秆粗大直立，叶鞘长于节间，叶片扁平，上面与边缘微粗糙，抱茎。圆锥花序极大型，分枝稠密，斜升。颖果细小黑色。花果期9～12月份。

生长习性： 喜温暖，喜水湿，耐寒性不强。

药用功效： 根状茎及嫩笋芽入药，清热泻火。

观赏价值： 植株刚劲挺拔，气势雄伟、壮观，是园林中常见的水生观赏草。用于水景园林背景材料，常种植于浅水区、水岸边或围墙下。

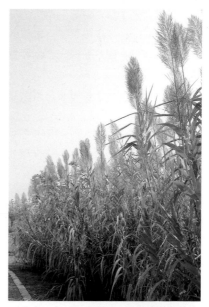

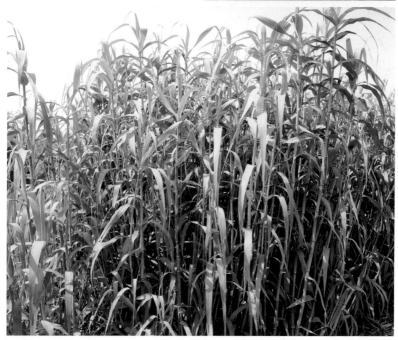

215. 罗勒

Ocimum basilicum L.

科属：唇形科罗勒属

形态特征：一年生草本，具圆锥形主根及自其上生出的密集须根。叶卵圆形至卵圆状长圆形，下面具腺点。总状花序顶生于茎、枝上，各部均被微柔毛，由多数具6花交互对生的轮伞花序组成，下部的轮伞花序远离，上部轮伞花序靠近。花冠淡紫色，或上唇白色、下唇紫红色，伸出花萼。小坚果卵珠形，黑褐色，有具腺的穴陷，基部有1白色果脐。花期通常7～9月份，果期9～12月份。

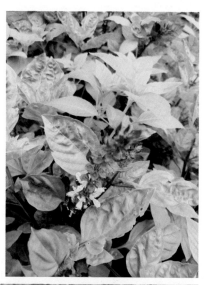

生长习性：喜温暖湿润的生长环境，耐热但不耐寒，耐干旱，不耐涝，对土壤要求不严格。

药用功效：全草入药，疏风行气、化湿消食、活血、解毒。

观赏价值：叶色翠绿、花色鲜艳，叶和花香气袭人，株形美观，可用于美化环境。

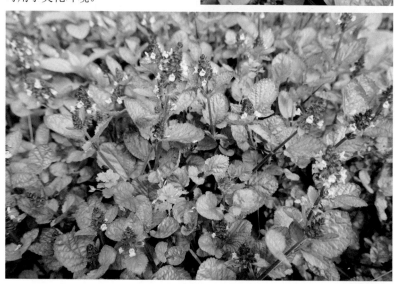

216.马鞭草

Verbena officinalis L.

科属：马鞭草科马鞭草属

形态特征：多年生草本。茎四方形，节和棱上有硬毛。叶片卵圆形至倒卵形或长圆状披针形，基生叶的边缘通常有粗锯齿和缺刻，茎生叶多数3深裂。穗状花序顶生和腋生，花小，最初密集，结果时疏离。花冠淡紫至蓝色。果长圆形，成熟时4瓣裂。花期6～8月份，果期7～10月份。

生长习性：喜阳光充足、干燥的环境，对土壤要求不高，不耐干旱，怕涝。

药用功效：全草入药，凉血、散瘀、通经、清热、解毒、止痒、驱虫、消胀。

观赏价值：花期长，花色淡雅优美，可以营造出紫色的花海，常被用于疏林下、植物园和别墅区的景观布置。

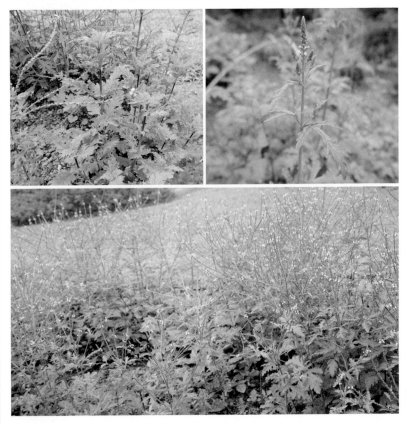

217. 马蔺

Iris lactea Pall.

科属：鸢尾科鸢尾属

形态特征：多年生密丛草本。叶基生，坚韧，灰绿色，条形或狭剑形。花茎光滑，花乳白色。蒴果长椭圆状柱形，有明显的肋，顶端有短喙。花期5～6月份，果期6～9月份。

生长习性：喜光，适应性广，抗盐碱性和抗寒、抗旱能力强。

药用功效：全草入药，清热解毒、利尿通淋、活血消肿。

观赏价值：花淡雅美丽，花蜜清香，花期长达50天，可丛植于公园、街头绿地、花坛或路旁树下、溪岸处，还可作为切花材料。

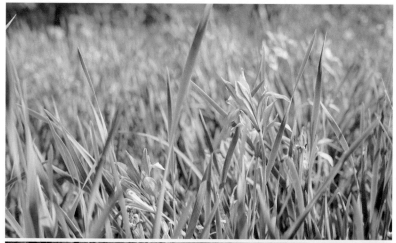

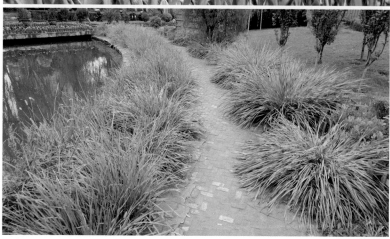

218. 麦冬

Ophiopogon japonicus (L. f.) Ker-Gawl.

科属： 天门冬科沿阶草属

形态特征： 多年生草本。根较粗，中间或近末端常膨大成椭圆形或纺锤形的小块根。茎很短，叶基生成丛，禾叶，边缘具细锯齿。总状花序，花单生或成对着生于苞片腋内，花被片白色或淡紫色。种子球形。花期5～8月份，果期8～9月份。

生长习性： 喜温暖潮湿、阴凉的环境，耐寒，忌强光和高温。

药用功效： 块根入药，生津解渴、润肺止咳。

观赏价值： 一种常绿的冷季型草坪植物。株丛繁茂，叶色葱郁，花朵小而繁多，极为精致美观，常用于室外绿化。

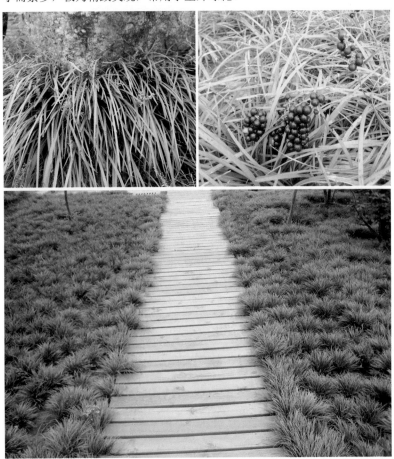

219. 美人蕉

Canna indica L.

科属： 美人蕉科美人蕉属

形态特征： 多年生草本。植株全部绿色。叶片卵状长圆形。总状花序，略超出于叶片之上，花红色，单生。蒴果绿色，长卵形，有软刺。花果期 3 ～ 12 月份。

生长习性： 喜温暖湿润、阳光充足的气候，耐高温，不耐霜冻。

药用功效： 根茎入药，清热利湿、舒筋活络。

观赏价值： 花大色艳、色彩丰富，株形好，观赏价值很高，可盆栽，也可地栽，装饰花坛。

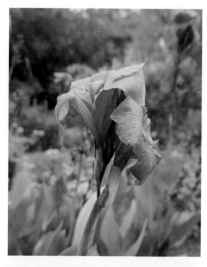

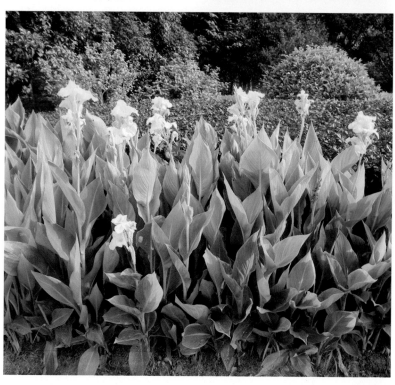

220. 南美天胡荽（香菇草）

Hydrocotyle verticillata Thunb.

科属：五加科天胡荽属

形态特征：多年生草本，茎蔓性，节上常生根。叶单生，具长柄，圆盾形，边缘波状，绿色，光亮。伞形花序，小花白色。果为分果。花期6～8月份。

生长习性：喜光照，耐热性好，喜湿，忌干旱，不择土壤。

药用功效：全草入药，镇痛、清热、利湿。

观赏价值：以可爱的雨伞形状夺人眼球，常作水体岸边丛植、片植，是庭院水景造景，尤其是景观细部设计的好材料，可用于室内水体绿化或水族箱前景栽培。

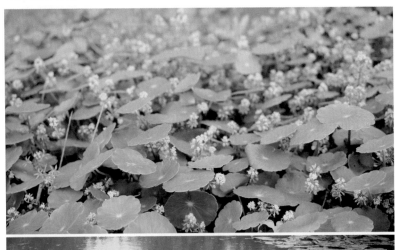

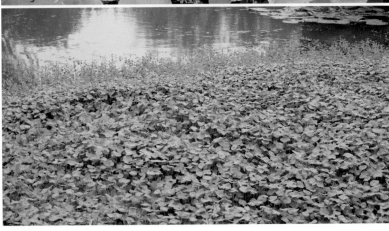

221. 茑萝

Ipomoea quamoclit L.

科属：旋花科虎掌藤属

形态特征：一年生柔弱缠绕草本。叶卵形或长圆形，羽状深裂至中脉，具线形至丝状的平展的细裂片。花序腋生，由少数花组成聚伞花序，花冠高脚碟状，深红色。蒴果卵形，隔膜宿存。花期7～9月份，果期8～10月份。

生长习性：喜光，喜温暖湿润环境。

药用功效：全株入药，祛风除湿、通经活络。

观赏价值：叶子美丽如鸟的羽毛，且茂密细致，红色小花攀缘上升，极为耀目，也很清秀。茑萝为美丽的小型棚架绿化材料，也可作花篱，可作房前屋后、庭院及阳台盆栽的观赏草本花卉。

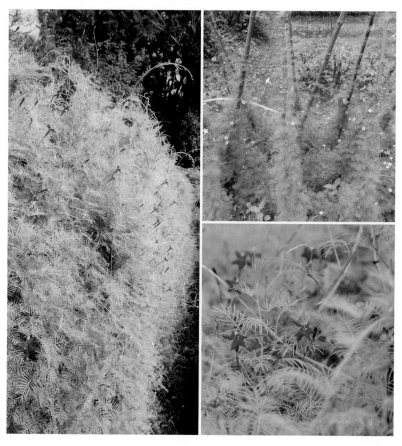

222. 柠檬草（香茅）

Cymbopogon citratus (D. C.) Stapf

科属： 禾本科香茅属

形态特征： 多年生密丛型具香味草本。秆粗壮，节下被白色蜡粉。叶鞘无毛，不向外反卷，内面浅绿色；叶舌质厚。伪圆锥花序具多次复合分枝，疏散，分枝细长。第一颖背部扁平或下凹成槽，无脉，上部具窄翼；第二外稃狭小。花果期夏季。

生长习性： 喜温暖湿润环境，不耐寒，喜光照充足，对土壤的要求不高，但以排水良好的沙质壤土为好。

药用功效： 全草入药，祛风通络、温中止痛、止泻。

观赏价值： 株形优雅，叶片飘逸，是花境好材料，也可盆栽室内作绿植，散发的柠檬香气还可以让室内环境清新宜人。

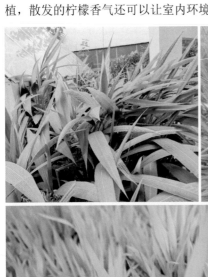
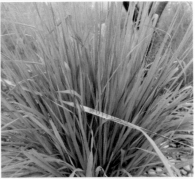
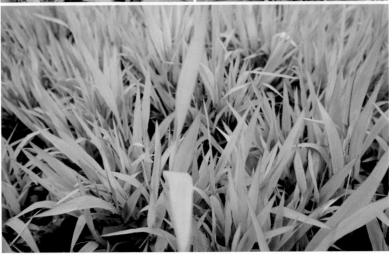

223. 千屈菜

Lythrum salicaria L.

科属: 千屈菜科千屈菜属

形态特征: 多年生草本。叶对生或三叶轮生,披针形或阔披针形。花组成小聚伞花序,簇生,因花梗及总梗极短,因此花枝全形似一大型穗状花序,花瓣红紫色或淡紫色。蒴果扁圆形。花期7~8月份。

生长习性: 喜温暖的生长环境。要求光照充足,一般需要生长的环境通风良好。

药用功效: 全草入药,清热解毒、收敛止血。

观赏价值: 花色绚丽,清秀整齐,花期长。在园林配植中可丛植于河岸边、水池中,也可以作夏季各种花景花境用花,既可露地栽培,也能盆栽或者切花。

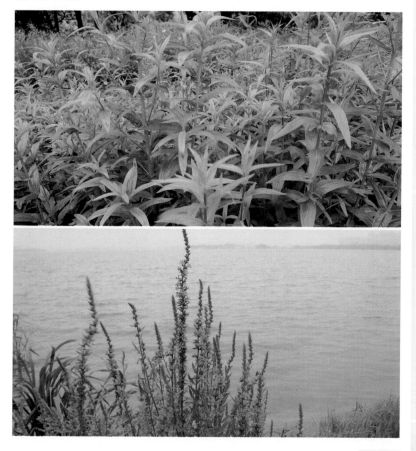

224. 瞿麦

Dianthus superbus L.

科属： 石竹科石竹属

形态特征： 多年生草本。叶片线状披针形，绿色，有时带粉绿色。花1或2朵生于枝端，有时顶下腋生，花瓣边缘开裂至中部或中部以上，通常淡红色或带紫色，稀白色，喉部具丝毛状鳞片。蒴果圆筒形，与宿存萼等长或微长。花期6～9月份，果期8～10月份。

生长习性： 喜光，耐寒，耐干旱。

药用功效： 全草入药，清热、利尿、破血通经。

观赏价值： 花期长，花朵形状优美，颜色丰富多彩，艳丽夺目，一般用作化境、花坛。

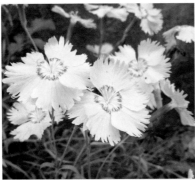
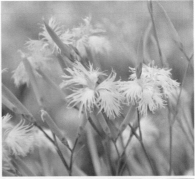
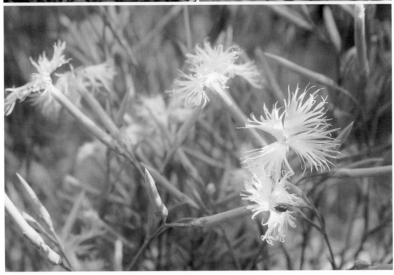

225. 三白草

Saururus chinensis (Lour.) Baill.

科属： 三白草科三白草属

形态特征： 湿生草本。叶纸质，密生腺点，阔卵形至卵状披针形，茎顶端的 2 ～ 3 片于花期常为白色，呈花瓣状。总状花序腋生或顶生，花序白色。果近球形，表面多疣状凸起。花期 4 ～ 6 月份。

生长习性： 喜温暖湿润气候，耐阴。

药用功效： 地上部分入药，利尿消肿、清热解毒。

观赏价值： 茎顶端的 2 ～ 3 片叶片到夏初花期的时候呈现白色花瓣状，比较特殊，一般用作水体与陆地接壤处的耐阴湿观叶地被植物。

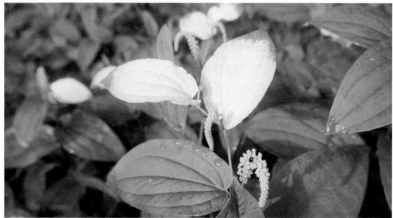

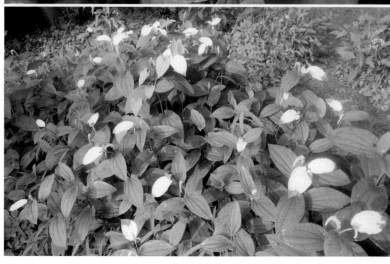

226. 商陆

Phytolacca acinosa Roxb.

科属： 商陆科商陆属

形态特征： 多年生草本。根肥大，肉质，倒圆锥形，外皮淡黄色或灰褐色，内面黄白色。叶片薄纸质，椭圆形、长椭圆形或披针状椭圆形，两面散生细小白色斑点（针晶体）。总状花序顶生或与叶对生，花被片白色、黄绿色。果序直立，浆果扁球形，熟时黑色。花期 5～8 月份，果期 6～10 月份。

生长习性： 喜温暖湿润环境，耐寒不耐涝，宜疏松、肥沃的沙质壤土。

药用功效： 根入药，通二便、逐水、散结。

观赏价值： 叶大茎粗，枝叶浓绿，在干旱季节颇为美观。可用于配植花池、花坛或配植于绿地角隅、池岸边、假山侧，可丛植、片植或以其他几何形状种植。

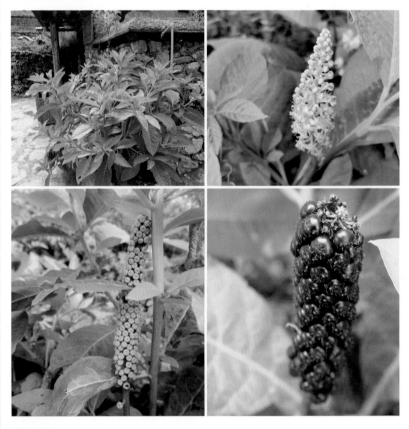

227.芍药

Paeonia lactiflora Pall.

科属：芍药科芍药属

形态特征：多年生草本。下部茎生叶为二回三出复叶，上部茎生叶为三出复叶；小叶狭卵形，椭圆形或披针形。花数朵，生于茎顶和叶腋，有时仅顶端一朵开放，花瓣白色，有时基部具深紫色斑块。蓇葖果，顶端具喙。花期 5～6 月份；果期 8 月份。

生长习性：喜光照，耐旱。

药用功效：根入药，镇痛、镇痉、祛瘀、通经。

观赏价值：花大艳丽，品种丰富，在园林中常成片种植，花开时十分壮观，是近代公园中或花坛上的主要花卉。或沿着小径、路旁作带形栽植，或在林地边缘栽培，完全以芍药构成的专类花园称为芍药园，芍药又是重要的切花，可插瓶，或作花篮。

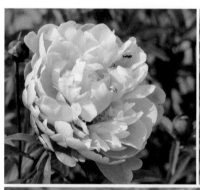
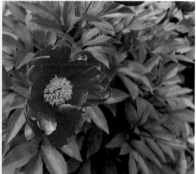
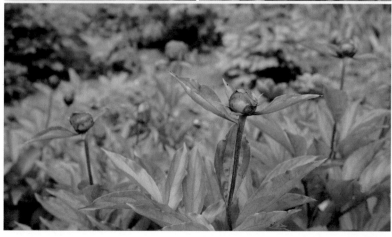

228. 蛇莓

Duchesnea indica (Andr.) Focke

科属： 蔷薇科蛇莓属

形态特征： 多年生草本，匍匐茎多数。小叶片倒卵形至菱状长圆形，托叶窄卵形至宽披针形。花单生于叶腋，花黄色。瘦果卵形。花期6～8月份，果期8～10月份。

生长习性： 喜荫凉、温暖湿润，耐寒、不耐旱、不耐水渍。

药用功效： 全草入药，清热解毒，散瘀消肿，凉血止血。

观赏价值： 常绿，春季赏花。夏季观果，园林效果突出。

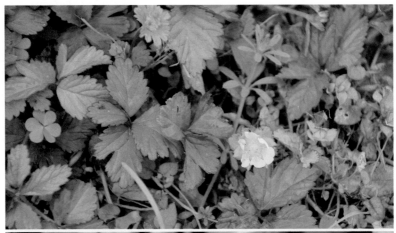

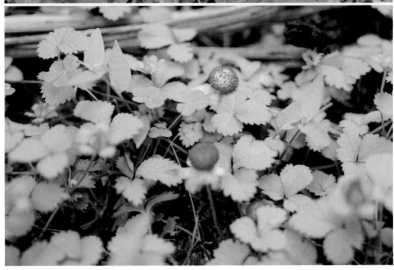

229. 射干

Belamcanda chinensis (L.) Redouté

科属： 鸢尾科射干属

形态特征： 多年生草本。根状茎为不规则的块状。叶互生，嵌迭状排列，剑形。花序顶生，叉状分枝，每分枝的顶端聚生有数朵花，花橙红色，散生紫褐色的斑点。蒴果倒卵形或长椭圆形，成熟时室背开裂，果瓣外翻。花期6～8月份，果期7～9月份。

生长习性： 喜温暖和阳光照射，耐干旱和寒冷，对土壤要求不高。

药用功效： 根状茎入药，清热解毒、散结消炎、消肿止痛、止咳化痰。

观赏价值： 橙花碧叶，清雅秀气，搭配巧妙，是园林不可多得的优质观赏花卉。花小而繁多，颜色艳丽，花朵凋谢时花瓣会呈旋转状扭曲，姿态特别。适合在花境中展示，可以增加花园的趣味性。

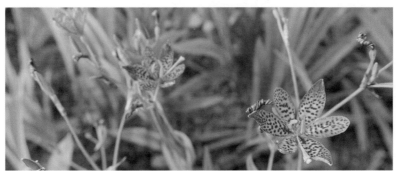

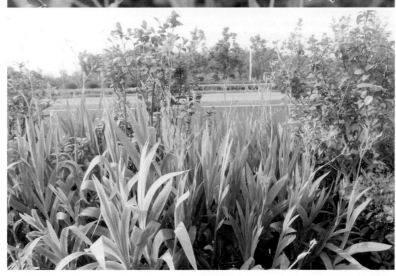

230. 云南蓍

Achillea wilsoniana Heimerl ex Hand.-Mazz.

科属： 菊科蓍属

形态特征： 多年生草本。叶无柄，下部叶在花期凋落，中部叶矩圆形。头状花序多数，集成复伞房花序，管状花淡黄色或白色。瘦果矩圆状楔形，具翅。花果期7～9月份。

生长习性： 耐寒，喜温暖、湿润，阳光充足及半阴处皆可正常生长。

药用功效： 全草入药，解毒消肿、止血止痛。

观赏价值： 植株优美，花繁色艳，开花早，花期长，绿期长，适宜于庭院、公共绿地、道路的绿化，可布置花坛、花境，还可以盆栽及做切花和干花，是一种优良的抗旱宿根花卉，是我国北方城乡园林的观赏品种。

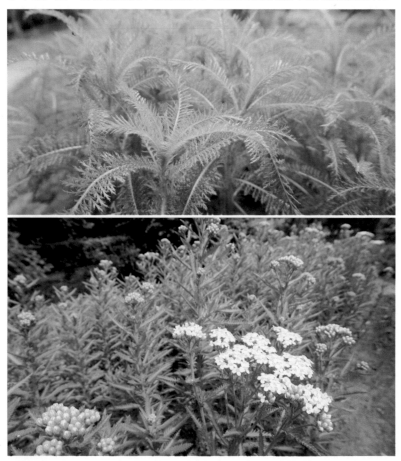

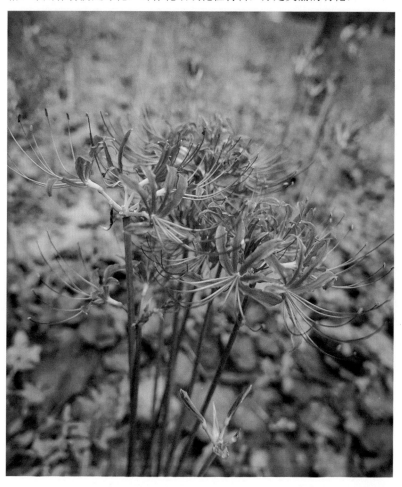

231.石蒜

Lycoris radiata (L'Her.) Herb.

科属： 石蒜科石蒜属

形态特征： 多年生草本，鳞茎近球形。秋季出叶，叶狭带状，顶端钝，深绿色，中间有粉绿色带。伞形花序，花鲜红色；花被裂片狭倒披针形，强度皱缩和反卷。花期 8～9 月份，果期 10 月份。

生长习性： 耐寒性强，喜半阴，也耐暴晒，喜湿润，也耐干旱。

药用功效： 鳞茎入药，解毒、祛痰、利尿、催吐、杀虫。

观赏价值： 比较常见的园林观赏植物，冬天长叶，秋天赏花，别具一格。常用作背阴处绿化，可作花坛或花径材料，亦是美丽的切花。

232. 蜀葵

Alcea rosea Linnaeus

科属：锦葵科蜀葵属

形态特征：二年生直立草本。叶近圆心形，掌状浅裂或波状棱角。花腋生，单生或近簇生，排列成总状花序式，花大，有红、紫、白、粉红、黄和黑紫等色，单瓣或重瓣。果盘状，被短柔毛。花期 2 ～ 8 月份。

生长习性：喜阳光充足，耐半阴，但忌涝。

药用功效：全草入药，清热止血、消肿解毒。

观赏价值：花姿优美，花色亮丽，花朵开放繁茂，种植在园林、庭院等地，很适合用来打造花海、花境。

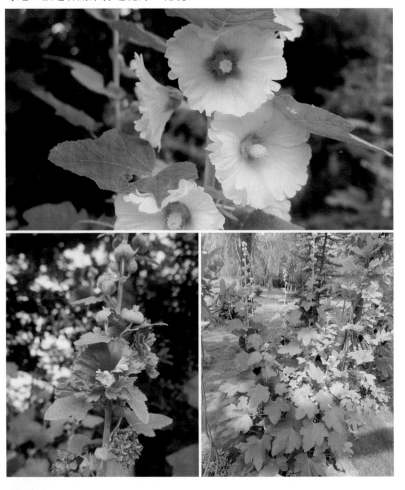

233. 水葱

Schoenoplectus tabernaemontani (C. C. Gmelin) Palla

科属：莎草科水葱属

形态特征：匍匐根状茎粗壮，具许多须根。秆高大，圆柱状。叶片线形。长侧枝聚伞花序简单或复出，假侧生，鳞片椭圆形或宽卵形，背面有铁锈色突起小点。小坚果倒卵形或椭圆形，双凸状。花果期 6 ～ 9 月份。

生长习性：喜水湿、凉爽，要求空气流通，在肥沃土壤中生长繁茂。

药用功效：全草入药，利水消肿。

观赏价值：株丛挺立，葱郁俊逸，色泽淡雅洁净，适宜作湖、池水景点，也可以盆栽观赏。茎秆是插花常用材料。

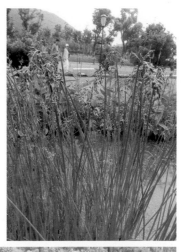

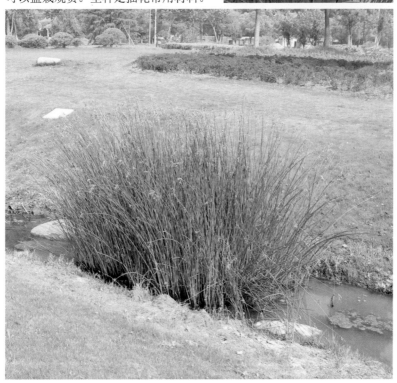

234. 水蜡烛

Pogostemon yatabeanus (Makino) Press

科属：唇形科刺蕊草属

形态特征：多年生草本。叶轮生，狭披针形。穗伏花序，花冠紫红色，花丝密被紫红色髯毛。花期8～10月份。

生长习性：生长于湖泊、河流、池塘浅水处，沼泽、沟渠亦常见，当水体干枯时可生于湿地及地表龟裂环境中。喜光，喜温暖、水湿环境，耐寒，不耐旱。

药用功效：花粉入药，止血、化瘀、通淋。

观赏价值：叶绿穗奇，是传统的水景花卉，常用于点缀园林水池、湖畔，构筑水景，宜作花境、水景背景材料，也可盆栽布置庭院。与其他水生植物合理搭配设计，可创造出一个优美的水生自然群落景观。花序可作切花或干花。

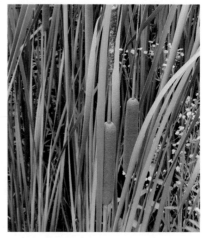

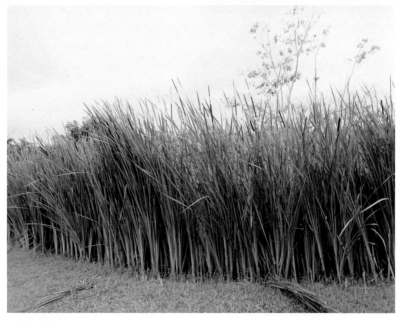

235. 水芹

Oenanthe javanica (Bl.) DC.

科属： 伞形科水芹属

形态特征： 多年生草本。基生叶有柄，基部有叶鞘；叶片轮廓三角形，1～2回羽状分裂，末回裂片卵形至菱状披针形。复伞形花序顶生，花瓣白色，倒卵形。果实近于四角状椭圆形或筒状长圆形，分生果横剖面近于五边状的半圆形。花期6～7月份，果期8～9月份。

生长习性： 喜凉爽，忌炎热干旱。

药用功效： 全草入药，平肝、解表、透疹。

观赏价值： 庭院观赏植物，可布置于园林湿地和浅水处。花虽小但量多，非常好看。

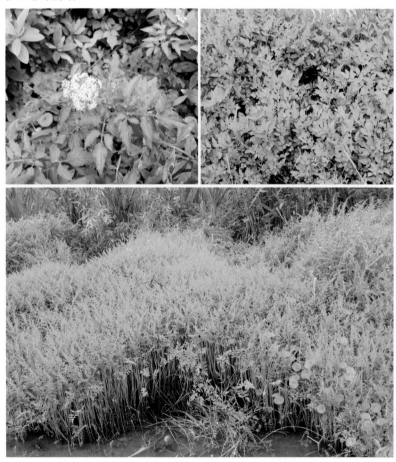

236. 睡莲

Nymphaea tetragona Georgi

科属： 睡莲科睡莲属

形态特征： 多年水生草本，根状茎短粗。叶纸质，心状卵形或卵状椭圆形。花瓣白色，宽披针形、长圆形或倒卵形。浆果球形，为宿存萼片包裹。花期6～8月份，果期8～10月份。

生长习性： 喜阳光充足、温暖潮湿、通风良好的环境。

药用功效： 花入药，消暑、解酒、定惊。

观赏价值： 花叶俱美的观赏植物。花色绚丽多彩，花姿楚楚动人。睡莲可池塘片植和居室盆栽。还可以结合景观的需要，选用外形美观的缸盆，摆放于建筑物、雕塑、假山石前。

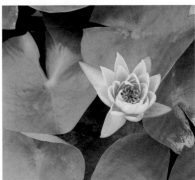
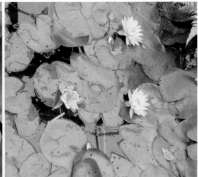
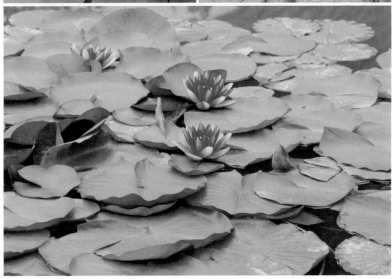

237. 松果菊

Echinacea purpurea (L.) Moench

科属：菊科松果菊属

形态特征：多年生草本植物。基生叶卵形或三角形，茎生叶卵状披针形。头状花序，单生或多数聚生于枝顶，舌状花紫红色，管状花橙黄色。花期 6～7 月份。

生长习性：喜光照充足、温暖的气候条件，耐寒，耐干旱。

药用功效：全株入药，清热解毒、促进愈合、延缓衰老。

观赏价值：花朵大型，花色艳丽，外形美观，可以作为花境、花坛、坡地的绿化材料，也可作盆栽摆放于庭院、公园和街道绿化等处。松果菊还可作切花的材料。

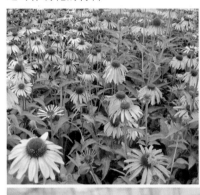
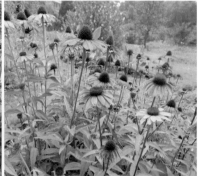

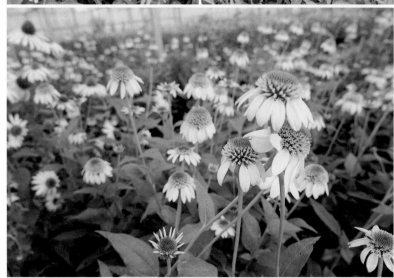

238. 天目地黄

Rehmannia chingii H. L. Li

科属：列当科地黄属

形态特征：多年生草本。基生叶莲座状排列，叶片椭圆形，纸质；茎生叶外形与基生叶相似。花单生，花冠紫红色。蒴果卵形，长具宿存的花萼及花柱。花期4～5月份，果期5～6月份。

生长习性：喜欢阴湿凉爽的环境。

药用功效：根茎入药，清热凉血、补益肝肾。

观赏价值：花大，色彩艳丽，饱和度高，是良好的观花地被植物，也宜作花境植物材料。

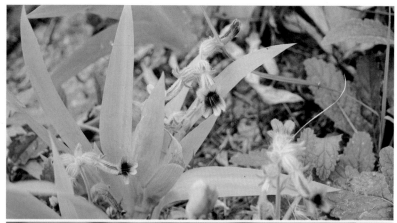

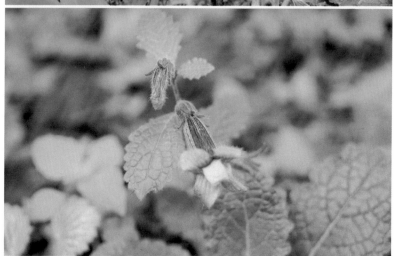

239. 天竺葵

Pelargonium hortorum Bailey

科属：牻牛儿苗科天竺葵属

形态特征：多年生草本。叶互生，圆形或肾形。伞形花序腋生，花瓣红色、橙红、粉红或白色。蒴果被柔毛。花期5～7月份，果期6～9月份。

生长习性：喜温暖、湿润和阳光充足环境。

药用功效：花入药，清热消炎。

观赏价值：花色鲜艳，花期长，适用于室内摆放、花坛布置等。

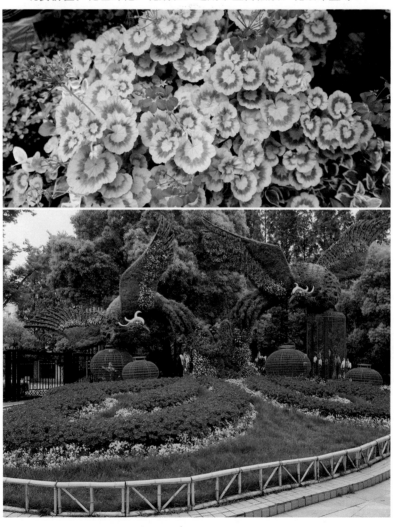

240. 兔儿伞

Syneilesis aconitifolia (Bunge) Maxim.

科属：菊科兔儿伞属

形态特征：多年生草本。茎褐色，叶通常2，疏生，叶片盾状圆形。头状花序多数，在茎端密集呈复伞房状。瘦果圆柱形，冠毛污白色或变红色，糙毛状。花期6～7月份，果期8～10月份。

生长习性：喜温暖、湿润及阳光充足的环境，耐半阴、耐寒、耐瘠。

药用功效：根及全草入药，祛风湿、舒筋活血、止痛。

观赏价值：花期长，叶形奇特，是较好的观花植物和地被植物，可栽植于庭院、公园、花坛及树间，亦可切花插瓶。

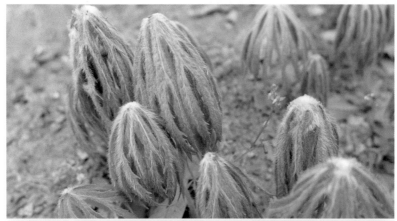

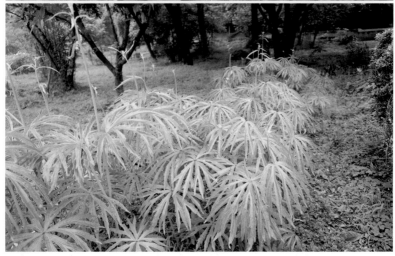

241.万年青

Rohdea japonica (Thunb.) Roth

科属：天门冬科万年青属

形态特征：多年生草本。叶厚纸质，矩圆形、披针形或倒披针形。花葶短于叶，穗状花序，花被淡黄色。浆果熟时红色。花期 5 ～ 6 月份，果期 9 ～ 11 月份。

生长习性：喜半阴、温暖、湿润、通风良好的环境。

药用功效：全株入药，清热解毒、散瘀止痛。

观赏价值：叶姿高雅秀丽，叶片宽大苍绿，浆果殷红圆润，是一种观叶、观果兼用的花卉。秋冬配以红果更增添了色彩。万年青适宜点缀客厅、书房。幼株小盆栽，可置于案头、窗台观赏。中型盆栽可放在客厅墙角、沙发边作为装饰，令室内充满自然生机。

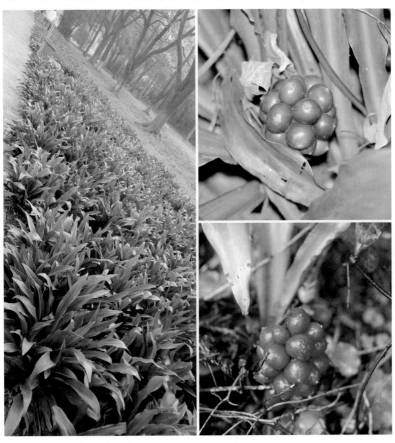

242. 委陵菜

Potentilla chinensis Ser.

科属： 蔷薇科委陵菜属

形态特征： 多年生草本。基生叶为羽状复叶，小叶片对生或互生。伞房状聚伞花序，花瓣黄色。瘦果卵球形，有明显皱纹。花果期4～10月份。

生长习性： 喜湿润土壤，也耐干旱瘠薄。

药用功效： 全草入药，清热解毒、止血、止痢。

观赏价值： 花期较长，旺季开花时花朵较大，在公园或道路两旁种植，都能达到不错的环境装饰效果。

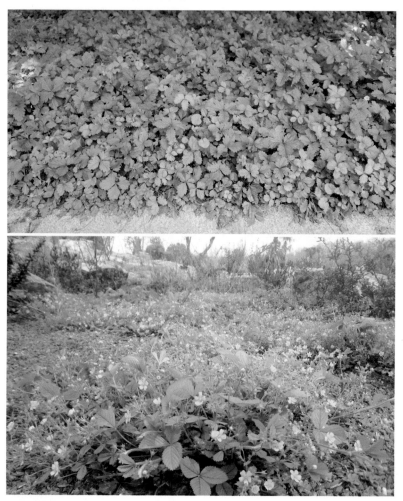

243. 菥蓂

Thlaspi arvense L.

科属：十字花科菥蓂属

形态特征：一年生草本。基生叶倒卵状长圆形，基部抱茎，两侧箭形。总状花序顶生，花白色。短角果倒卵形或近圆形，边缘有翅宽。花期3～4月份，果期5～6月份。

生长习性：喜稍湿润环境，耐严寒，以较肥沃的沙质土壤为佳。

药用功效：全草入药，清热解毒、活血排脓。

观赏价值：植株紧凑，花洁白优雅。果实奇特美观，可以美化环道、山体等边坡。

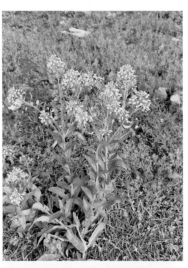

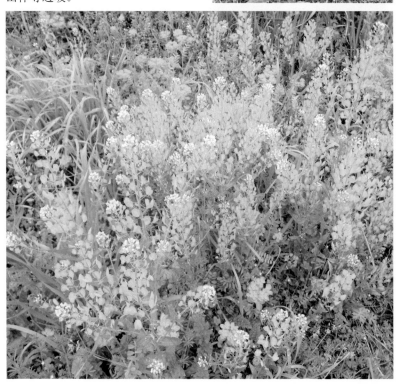

244. 夏枯草

Prunella vulgaris L.

科属：唇形科夏枯草属

形态特征：多年生草本。根茎匍匐，在节上生须根。叶卵状长圆形或卵形，先端钝，基部圆、平截或宽楔形下延，具浅波状齿或近全缘。轮伞花序密集组成顶生穗状花序，花冠紫、蓝紫或红紫色。小坚果黄褐色，长圆状卵珠形。花期4～6月份，果期7～10月份。

生长习性：喜温暖湿润的环境，能耐旱，适应性强。

药用功效：果穗入药，清肝、散结。

观赏价值：可以作为观赏地被植物，花序和果穗都有很高的观赏性，冬季也保持翠绿。园林中适宜大片布置作地被用，也可盆栽布置花坛、庭院。

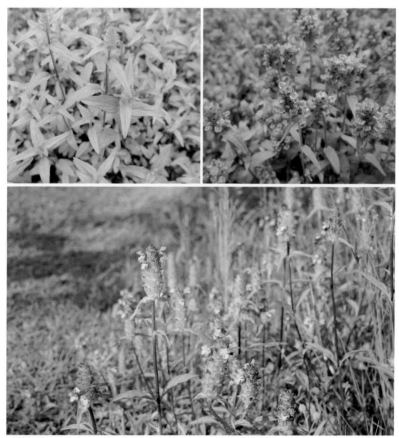

245. 萱草

Hemerocallis fulva (L.) L.

科属： 阿福花科萱草属

形态特征： 多年生草本。根近肉质，中下部有纺锤状膨大。叶条形。花葶粗壮，圆锥花序，花早上开晚上凋谢，无香味，橘红色至橘黄色。花果期 5 ～ 7 月份。

生长习性： 喜温暖、湿润的环境，耐寒，适应性比较强。

药用功效： 花、根或全草入药，清热利尿、凉血止血。

观赏价值： 花色艳丽，花姿优美，可在花坛、花境、路边、疏林、草坡或岩石园中丛植、行植或片植。亦可作切花。

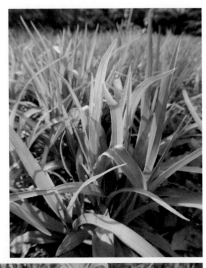

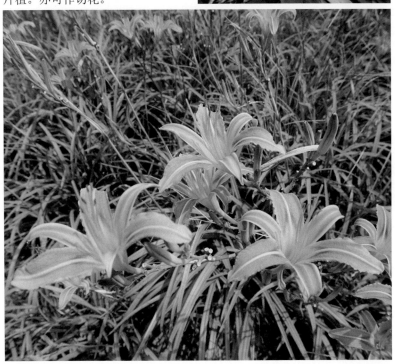

246. 鸭儿芹

Cryptotaenia japonica Hassk.

科属： 伞形科鸭儿芹属

形态特征： 多年生草本。茎表面有时略带淡紫色。基生叶或上部叶有柄，3 小叶，中间小叶片呈菱状倒卵形或心形。复伞形花序呈圆锥状，花白色。分生果线状长圆形，合生面略收缩。花期 4 ～ 5 月份，果期 6 ～ 10 月份。

生长习性： 喜冷凉潮湿的半阴地生长，耐寒力强。

药用功效： 全草入药，祛风止咳，利湿解毒，化瘀止痛。

观赏价值： 叶片形态丰富，颜色清新亮眼，给人一种神清气爽的感受。花朵清新淡雅，像是一只只灵动飞舞的白色蝴蝶。

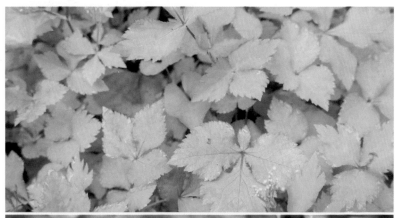

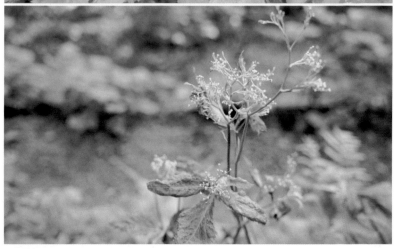

247. 鸭舌草

Monochoria vaginalis (Burm. F.) Presl ex Kunth

科属：雨久花科雨久花属

形态特征：水生草本；根状茎极短，具柔软须根。叶基生和茎生；叶片形状和大小变化较大，由心状宽卵形、长卵形至披针形。总状花序从叶柄中部抽出，该处叶柄扩大成鞘状，花蓝色。蒴果卵形至长圆形，种子多数，椭圆形。花期 8 ~ 9 月份，果期 9 ~ 10 月份。

生长习性：喜阳光充足、温暖的环境。

药用功效：全草入药，清热解毒、行血。

观赏价值：叶形独特，酷似鸭舌。夏秋开花，色浓青，可供观赏。为池塘水面的装饰材料，亦可盆栽观赏。

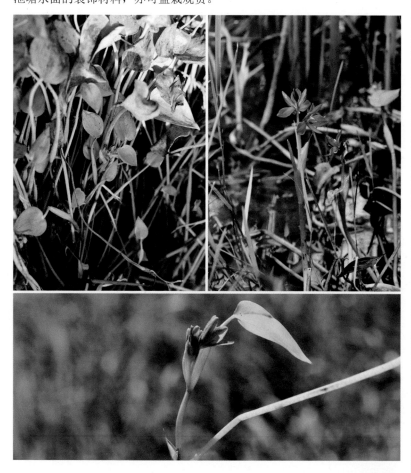

248. 药葵

Althaea officinalis L.

科属： 锦葵科药葵属

形态特征： 多年生直立草本。叶卵圆形或心形，3 裂或不分裂。花单生或簇生于叶腋，或成总状花序，花冠径约 2.5cm，淡红色。分果圆肾形，被柔毛。花期 7 月份。

生长习性： 喜凉爽气候，忌炎热与霜冻，喜光，略耐阴。

药用功效： 根入药，解表散寒、利尿、止咳、消炎解毒。

观赏价值： 叶大，花繁、色艳，花期长，是园林中栽培较普遍的花卉。宜种植在建筑物旁、假山旁或点缀花坛、草坪，成列或成丛种植。还可作盆花栽培或切花。

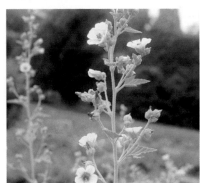
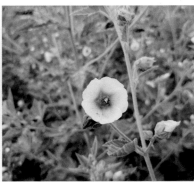
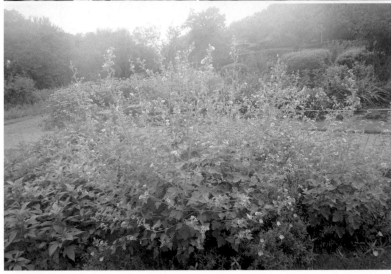

249. 野菊

Chrysanthemum indicum Linnaeus

科属：菊科菊属

形态特征：多年生草本，有地下长或短匍匐茎。基生叶和下部叶花期脱落，中部茎叶卵形、长卵形或椭圆状卵形。头状花序，多数在茎枝顶端排成疏松的伞房圆锥花序或少数在茎顶排成伞房花序，舌状花黄色，瘦果。花期 6 ～ 11 月份。

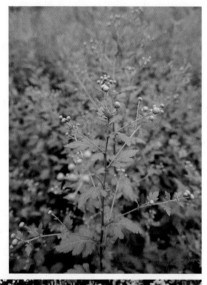

生长习性：喜凉爽潮湿的气候，耐寒性强，对土壤要求低。

药用功效：叶、花及全草入药，清热解毒、疏风散热、散瘀、明目、降血压。

观赏价值：花期比较长，花朵小巧而又密集，再加上颜色好看，给人一种充满朝气的感受，广泛用于花坛、花境、庭院丛植等。

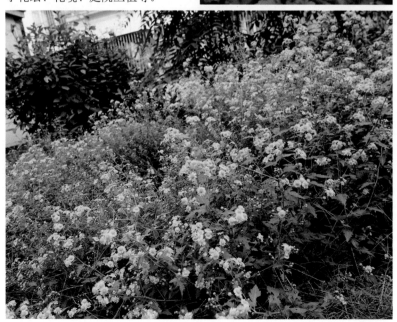

250. 玉簪

Hosta plantaginea (Lam.) Aschers.

科属：天门冬科玉簪属

形态特征：多年生草本，根状茎粗厚。叶卵状心形、卵形或卵圆形，先端近渐尖，基部心形。花单生或 2～3 朵簇生，白色，芳香。蒴果圆柱状，有三棱。花果期 8～10 月份。

生长习性：喜阴湿环境和肥沃土壤，不耐强烈日光照射。

药用功效：叶、根和花入药。根、叶：清热解毒、消肿止痛。花：清咽、利尿、通经。

观赏价值：花苞似簪，色白如玉，清香宜人，是中国古典庭园中重要花卉之一。多培植于林下草地、岩石园等地。因花夜间开放最盛，芳香浓郁，是夜花园中不可缺少的花卉，还可以盆栽，用于花坛、花境和园林景点的布置。

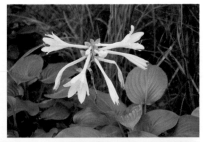

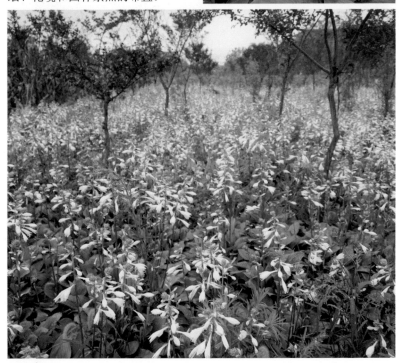

251. 鸢尾

Iris tectorum Maxim.

科属： 鸢尾科鸢尾属

形态特征： 多年生草本，植株基部围有老叶残留的膜质叶鞘及纤维。叶基生，黄绿色，稍弯曲，中部略宽，宽剑形。花茎光滑，花蓝紫色，花药鲜黄色，花丝细长，白色。蒴果长椭圆形或倒卵形，成熟时自上而下3瓣裂。花期4～5月份，果期6～8月份。

生长习性： 喜阳光充足、气候凉爽的环境，耐寒能力强。

药用功效： 全草、根茎均可入药。全草：清热解毒、祛风利湿、消肿止痛。根茎：消积杀虫、破瘀行水、解毒。

观赏价值： 叶片碧绿青翠，花大、花色丰富、花形奇特，宛若翩翩彩蝶，是庭院中的重要花卉之一，也是优美的盆花、切花和花坛用花。

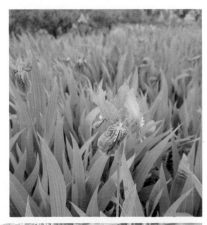

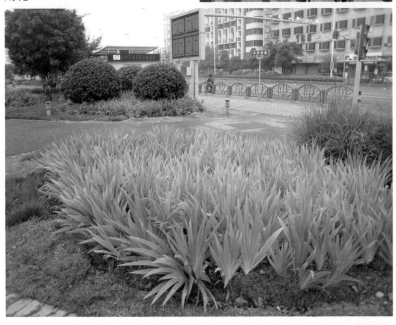

252. 元宝草

Hypericum sampsonii Hance

科属： 金丝桃科金丝桃属

形态特征： 多年生草本。叶对生，无柄，其基部完全合生为一体而茎贯穿其中心，或宽或狭的披针形至长圆形或倒披针形。花序顶生，多花，伞房状，连同其下方常多达6个腋生花枝整体形成一个庞大的疏松伞房状至圆柱状圆锥花序，花瓣淡黄色。蒴果宽卵珠形至或宽或狭的卵珠状圆锥形，散布有卵珠状黄褐色囊状腺体。花期5～6月份，果期7～8月份。

生长习性： 喜温暖的环境，对土壤要求不严。

药用功效： 全草入药，止血，通经活络，解毒。

观赏价值： 叶片像元宝，花朵黄色，具有一定观赏价值，在园林绿化中栽培观赏应用。

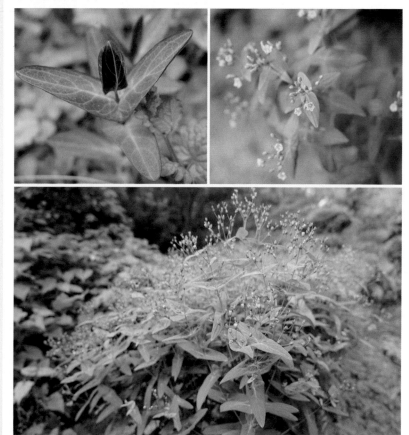

253. 泽泻

Alisma plantago-aquatica L.

科属：泽泻科泽泻属

形态特征：多年生水生或沼生草本。叶通常多数；沉水叶条形或披针形；挺水叶宽披针形、椭圆形至卵形。花两性，白色、粉红色或浅紫色。瘦果椭圆形，或近矩圆形。种子紫褐色，具凸起。花果期 5 ～ 10 月份。

生长习性：生于沼泽边缘。喜温暖湿润的气候，幼苗喜荫蔽，成株喜阳光，怕寒冷。

药用功效：块茎入药，利水、渗湿、泄热。

观赏价值：叶片浓绿光滑，白色小花稠密，花期较长，用于水景布置，可观叶、观花，整体观赏效果好。

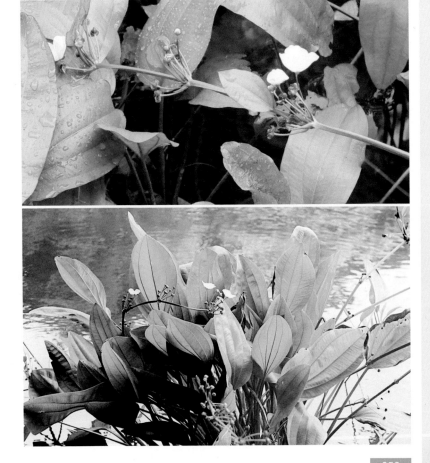

254. 长筒石蒜

Lycoris longituba Y. Xu et G. J. Fan

科属： 石蒜科石蒜属

形态特征： 多年生草本，鳞茎卵球形。早春出叶，叶披针形，顶端渐狭、圆头，绿色，中间淡色带明显。伞形花序，花白色，花被裂片腹面稍有淡红色条纹，顶端稍反卷，边缘不皱缩。花期7～8月份。

生长习性： 耐寒性强，喜阴湿，但在向阳地也能生长良好。

药用功效： 鳞茎入药，祛痰催吐、解毒散结。

观赏价值： 比较常见的园林观赏植物，冬天长叶，秋天赏花，别具一格。常用作背阴处绿化，可作花坛或花径材料，亦是美丽的切花。

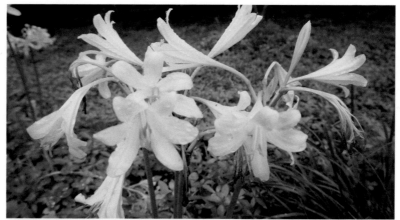

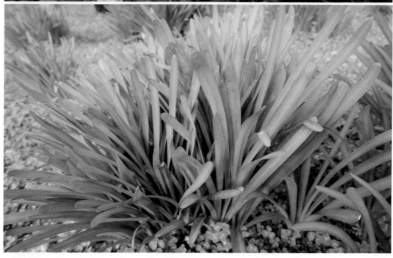

255. 长药八宝（八宝景天）

Hylotelephium spectabile (Bor.) H. Ohba

科属：景天科八宝属

形态特征：多年生草本。叶对生，或3叶轮生，卵形至宽卵形，或长圆状卵形。花序大，伞房状，顶生，花瓣淡紫红色至紫红色。蓇葖直立。花期8～9月份，果期9～10月份。

生长习性：喜欢强光和干燥、通风良好的环境，忌雨涝积水。

药用功效：全株入药，祛风利湿、活血散瘀、止血止痛。

观赏价值：颜色艳丽，与其他花卉放到一起，不仅争艳，还能起到衬托的作用。园林中常将它用来布置花坛，可以做圆圈、方块、云卷、弧形、扇面等造型，也可以用作地被植物，是布置花坛、花境和点缀草坪、岩石园的好材料。

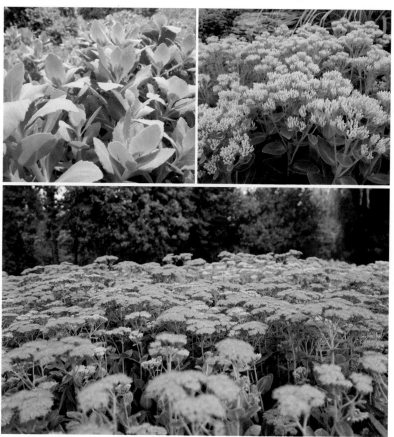

256.长叶车前

Plantago lanceolata L.

科属：车前科车前属

形态特征：多年生草本。叶基生呈莲座状，纸质，线状披针形、披针形或椭圆状披针形。穗状花序幼时通常呈圆锥状卵形，成长后变短圆柱状或头状。蒴果狭卵球形，于基部上方周裂。花期5～6月份，果期6～7月份。

生长习性：适应性很强，生于温湿的草地或路边、海边、河边、山坡草地。

药用功效：全草、种子入药。全草：清热利尿、凉血、解毒。种子：清热利尿、渗湿止泻、明目、祛痰。

观赏价值：叶基生呈莲座状，穗状花序，花密，十分美观，可群植以布置生态野趣园或盆栽观赏。

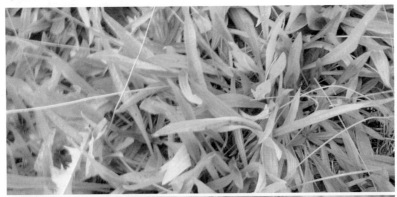

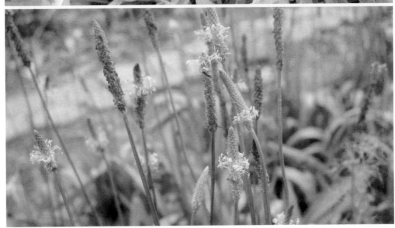

257. 浙贝母

Fritillaria thunbergii Miq.

科属：百合科贝母属

形态特征：多年生草本。叶在最下面的对生或散生，叶向上生长的常兼有散生、对生和轮生的，近条形至披针形。花淡黄色，有时稍带淡紫色。蒴果，棱上有宽翅。花期 3～4 月份，果期 5 月份。

生长习性：喜温和湿润、阳光充足的环境。

药用功效：鳞茎入药，清热化痰、散结解毒。

观赏价值：植株清秀，花似风铃，花色雅而不俗，是非常有特色的观赏花卉。

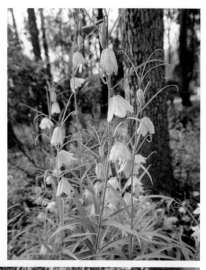

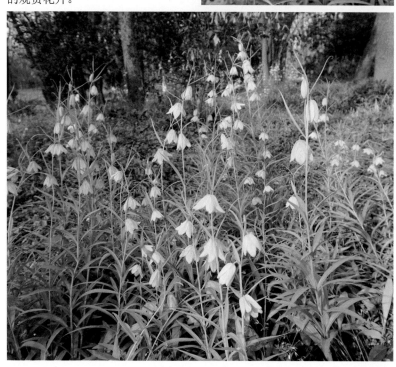

258. 蜘蛛抱蛋

Aspidistra elatior Bulme

科属：天门冬科蜘蛛抱蛋属

形态特征：多年生常绿草本。根状茎近圆柱形，具节和鳞片。叶单生，矩圆状披针形、披针形至近椭圆形。花小钟状，紫色，花被裂片内侧的 4 条肉质脊状隆起肥厚，宽而光滑，无细乳头状突起。果球形，蓝黑色，有光泽。花期 4 ～ 5 月份，秋季种子成熟。

生长习性：喜温暖、湿润的半阴环境。耐阴性极强，怕烈日暴晒。

药用功效：根状茎入药，活血止痛、清肺止咳、利尿通淋。

观赏价值：叶形挺拔整齐，叶色浓绿光亮，姿态优美、淡雅而有风度，是室内绿化装饰的优良喜阴观叶植物。适宜于家庭及办公室布置摆放，可以单独观赏，也可以和其他观花植物配合布置，以衬托出其他花卉的鲜艳和美丽。

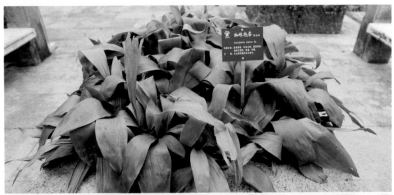

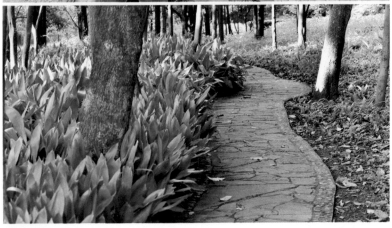

259. 紫萼

Hosta ventricosa (Salisb.) Stearn

科属： 天门冬科玉簪属

形态特征： 多年生草本。叶卵状心形、卵形至卵圆形，先端通常近短尾状或骤尖。花单生，盛开时从花被管向上骤然作近漏斗状扩大，紫红色。蒴果圆柱状，有三棱。花期6～7月份，果期7～9月份。

生长习性： 耐寒冷，喜阴湿环境，好肥沃的壤土。

药用功效： 全草入药，消肿解毒、理气止痛。

观赏价值： 枝繁叶茂，叶色浓绿，花美丽。适宜配植于花坛、花境和岩石园，可成片种植在林下、建筑物背阴处或其他裸露的荫蔽处，也可盆栽供室内观赏。

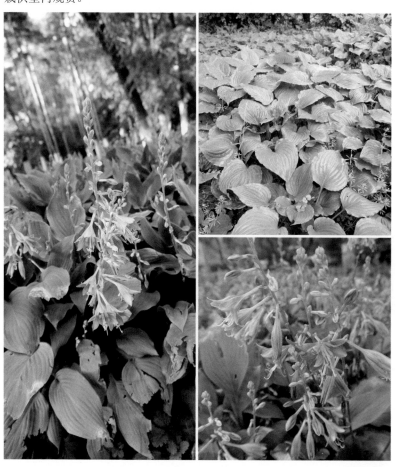

260. 紫花地丁

Viola philippica Cav.

科属： 堇菜科堇菜属

形态特征： 多年生草本，无地上茎。叶多数，基生，莲座状；叶片下部者通常较小，呈三角状卵形或狭卵形，上部者较长，呈长圆形、狭卵状披针形或长圆状卵形。花中等大，紫堇色或淡紫色，稀呈白色，喉部色较淡并带有紫色条纹。蒴果长圆形，无毛。花果期4月中下旬至9月份。

生长习性： 喜光，喜潮湿的环境，耐阴也耐低温。

药用功效： 全草入药，清热解毒、凉血消肿。

观赏价值： 花期早且集中，植株低矮，成长整齐，株丛紧密，便于常常更换和移栽布置，所以非常适合布置花境，或与其他早春花卉一起种植构成花丛。

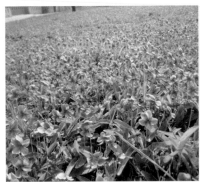
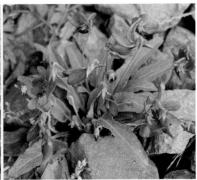
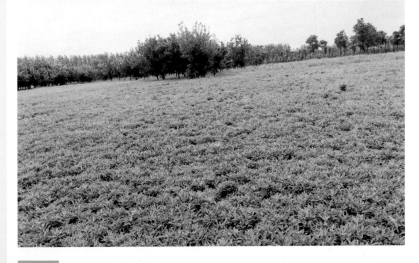